AF319988

ABRÉGÉ

DES FAITS LES PLUS IMPORTANS

CONCERNANT

LA VACCINE,

OU

PETITE VÉROLE DES VACHES,

PAR M. AIKIN,

Membre du Collége de chirurgie, à Londres;

*Traduit en français par le citoyen B*** des C***,*
médecin de la Faculté de Paris.

PRÉCÉDÉ

D'UNE PRÉFACE DU TRADUCTEUR,

OU ESSAI D'UNE THÉORIE

SUR LE PROCÉDÉ DE L'INOCULATION, ET SUR LES MALADIES
SPÉCIFIQUES ET CONTAGIEUSES,

AVEC FIGURES COLORIÉES.

Prix, broché, 1 fr. 50 cent.

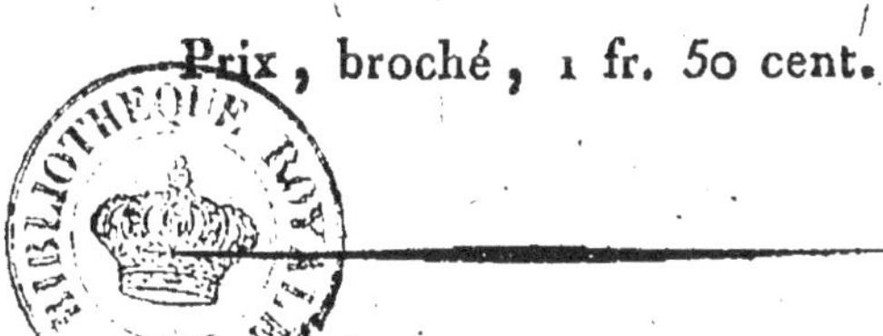

A PARIS,

Chez **CROULLEBOIS**, Libraire, rue des Mathurins,
n°. 398, près celle de la Harpe.
Et au Magasin de Librairie, cloître Saint-Benoît, n°. 357.

AN IX (1801).

PRÉFACE.

Sı l'intérêt général avec lequel on accueille en Angleterre toutes les nouveautés, procure quelquefois des succès passagers à l'imposture et au charlatanisme, il en résulte cependant ce grand avantage, qu'aucun moyen matériel d'avancement dans l'art de guérir n'est exposé à être négligé, ou tomber dans l'oubli, quand il a été soumis à la critique du public, tant qu'il possède une valeur intrinsèque assez réelle pour réclamer l'attention et la protection de la partie la plus estimable et la plus instruite de la société.

Ça été un avantage pour l'inoculation de n'avoir été introduite par aucune vue d'intérêt, et sans aucune prétention empirique ; au contraire, les auteurs de cette découverte se sont contentés de faire part au public du résultat de leurs expériences dirigées avec intelligence et une parfaite impartialité, en sorte que toute la réputation que cette pratique a acquise jusqu'à présent, peut être considerée comme très-justement méritée.

Le zèle des amateurs qui s'enflamme souvent à la poursuite des nouveautés, s'est ici borné à l'entreprise louable d'extirper une maladie très-grave et très-dangereuse, en invitant le public, plutôt qu'en lui en imposant la loi, de substituer à la petite vérole une maladie simple, douce et non contagieuse.

Le résultat de ces recherches a été si heureux, que l'inoculation de la Vaccine s'est répandue jusque dans les parties les plus éloignées de ce royaume, et même a déjà été introduite dans quelques contrées d'Europe voisines; et dans notre île il est peu de médecins praticiens qui ne commencent à tourner leur attention vers cet objet.

Dans ces circonstances, j'ai pensé qu'il ne seroit pas inutile pour ceux qui s'intéressent aux progrès de la médecine, de leur présenter un abrégé des faits les plus importans relatifs à la Vaccine sous toutes ses formes, ainsi que les indications pratiques qu'il faut suivre pour son inoculation. Cet ouvrage conviendra surtout à ceux qui n'ont pas la faculté de s'instruire plus en détail sur cet objet, et d'aller à la source des informations (qui ne laissent pas d'être déjà nombreuses), afin d'acquérir les connoissances générales qui puissent déterminer leur pratique.

Il y a à la vérité plusieurs branches de recherches curieuses et intéressantes, liées d'une manière plus éloignée avec les faits dont il sera ici question, mais dont il est inutile de faire mention, comme étrangers à notre objet et à l'étendue de cet ouvrage. Le lecteur passionné pour ces sortes de recherches, trouvera beaucoup de vues importantes dans les excellens ouvrages qui nous ont fourni les matériaux de cette production ; en sorte que l'avantage immédiat et considérable que l'inoculation de la Vaccine promet à l'humanité, et la lumière qu'elle pourra répandre sur la question de la contagion en général, en font un sujet tout-à-fait digne de l'attention du public.

PRÉFACE

PRÉFACE

DU TRADUCTEUR,

OU

ESSAI D'UNE THÉORIE

Sur le procédé de l'inoculation, et sur les maladies spécifiques et contagieuses.

En considérant la Vaccine comme un préservatif de la petite vérole, on ne peut s'empêcher de la placer au rang des découvertes les plus étonnantes et les plus utiles, dont il soit fait mention dans l'histoire des connoissances humaines. La Vaccine jouit-elle réellement de cette prérogative éminente et singulière; telle est la grande question qui occupe depuis deux ans, non-seulement les gens de l'art, mais encore tous ceux qui ne sont étrangers à rien de ce qui peut intéresser la société et l'humanité. L'ouvrage dont nous offrons la traduction au public, est très-propre à répandre le plus grand jour sur cette matière importante : il est aussi simple dans sa conception que dans son style : l'auteur, étranger à tout systême, n'a présenté qu'une série *ou suite des faits les plus importans, con-*

cernant la Vaccine; et en cela, il a parfaitement rempli son objet.

Cet ouvrage nous étant tombé dans les mains, au sortir de la presse, nous avons pensé que c'étoit devenir utile au public, et contribuer à répandre les connoissances acquises sur cette matière, vraiment neuve, que d'en donner une traduction. Il ne nous appartient pas de préjuger en aucune manière, de la réalité de cette découverte ; mais, on ne sauroit trop prodiguer les lumières pour éclairer ceux qui attendent de bonne-foi, le succès de cette tentative ; et pour convaincre ceux qui n'y opposent qu'une prévention déraisonnable. Quant aux gens instruits, ils l'accueilleront avec impartialité, et ne se rendront qu'au témoignage répété de l'expérience et du temps.

Si la Vaccine répond un jour à l'attente générale, on ne pourra jamais assez reprocher aux médecins anglais, leur indifférence à examiner et constater un fait qui promettoit de si grands avantages à l'humanité. Quoique les opinions vulgaires ne soient souvent qu'un tissu d'erreurs et de mensonges, on ne devroit pas toujours les mépriser au point de négliger de vérifier celles qui pourroient devenir d'un intérêt général. Redi, célèbre auteur et médecin italien, aussi connu dans les lettres que dans les sciences, s'est occupé de la réalité des opinions populaires ; et quoiqu'il soit bien loin d'avoir épuisé un sujet aussi fécond ; son ouvrage ne laisse pas de contenir des choses très-curieuses et très-intéressantes, soit qu'il attaque l'imposture jusque dans ses derniers retranchemens , soit qu'il rétablisse la vérité dans tous ses droits.

Nous ne nous étendrons pas ici sur les particularités de la Vaccine ; le lecteur trouvera suffisamment de quoi satisfaire sa curiosité dans l'ouvrage qu'on lui soumet. Mais beaucoup de personnes regardent , en quelque manière , comme impossible , la découverte d'un préservatif de la petite vérole , nous nous permettrons quelques réflexions , propre à faciliter l'intelligence de ce phénomène étonnant ; et nous profiterons de cette occasion , pour proposer quelques idées neuves sur l'inoculation , les maladies spécifiques et autres objets importans , que nous réduirons aux questions suivantes :

1°. A combien peut-on estimer la mortalité causée par la petite vérole ?

2°. Comment l'inoculation agit-elle , pour rendre la petite vérole plus bénigne ? perfection dont elle est susceptible.

3°. La Vaccine n'agit-elle pas d'une manière analogue ?

4°. Toutes les maladies spécifiques ne participent-elles pas , jusqu'à un certain point , de cette faculté , que possèdent éminemment et spécialement la petite vérole , la rougeole , etc. etc. , de n'attaquer l'homme qu'une seule fois.

5°. La petite vérole n'a-t-elle pas perdu de sa virulence ?

6°. A-t-elle été connue des anciens?

Telles sont les questions intéressantes que nous allons examiner successivement.

PREMIÈRE QUESTION.

A combien peut - on estimer la mortalité causée par la petite vérole ?

Rien n'est plus propre à faire sentir la né-cessité de s'opposer aux progrès de la petite vérole, soit par l'inoculation, soit par l'in-troduction de la Vaccine, que le calcul de la mortalité moyenne à laquelle elle donne lieu habituellement, quoiqu'il soit difficile d'ob-tenir des résultats exacts, en pareille matière, voici cependant un calcul, dont les bases sont assez probables et assez modérées; il est tiré de Sarcone, (*del Contagio del vajuolo*). Cet auteur admet la proportion du docteur Jurin, qui prétendoit qu'un quatorzième du genre humain périt de la petite vérole. Cette pro-portion est très-modérée, si l'on se rappelle, dit-il, que d'après les registres mortuaires de quelques endroits de l'Angleterre, il meurt au moins deux personnes sur dix-sept vario-leux; ce qui fait plus d'un huitième; dans d'autres cantons, cela va à deux sur onze; c'est-à-dire, plus d'un sixième.

La proportion du quatorzième, sera donc regardée comme très - modérée, et peut-être comme trop foible; et on doit entendre que tel est le résultat de la mortalité de la petite vérole, considérée sous toutes ses formes, et quelqu'en soit le traitement; car, sou-vent elle est, comme on sait, infiniment moindre; et d'autrefois beaucoup plus consi-dérable.

La proportion moyenne des morts , parmi les varioleux , étant réputée un quatorzième, il s'agit de trouver son rapport , relativement à la population ; ce qui n'est pas la même chose. 1°. Beaucoup de personnes sont exemptes de la petite vérole : ce nombre ne peut être déterminé exactement ; quelques auteurs le réduisent à un vingt-quatrième ; Sarcone la porte à un dixième, ce qui est peut-être un peu fort. 2°. Un certain nombre d'hommes meurt avant d'avoir eu la petite vérole ; l'auteur suppose cette proportion du dixième au douzième.

D'après ces données, voici le calcul de mortalité qu'il fait pour une population de quatre millions d'habitans.

3°. Déduire un dixième pour ceux qui en sont exempts . . . . 400,000.

4°. Déduire pour ceux qui meurent , avant de l'avoir eue . . . . 3oo,ooo.

Total. . . . . . 7oo,ooo.

Ce nombre, retranché de la population supposée, il reste . . . 3,3oo,ooo. qui doivent éprouver la petite vérole, pendant la durée de la vie humaine.

La mortalité moyenne étant portée au 14e., c'est-à-dire à 72 par mille, la perte sur le nombre restant sera de . . . . 237,6oo.

Sarcone suppose la durée de la vie humaine de 100 ans ; mais, je crois que c'est déjà beaucoup de la porter à 5o, en sorte que l'état, tous les 5o ans, perdra 237,600 individus ; la population de la France, étant sextuple, la mortalité sera au moins de 14 à 15 cent mille hommes, pendant un demi siècle.

Mais, si l'on adoptoit la proportion du 8e. et à plus forte raison du 6e., ce qui doubleroit la mortalité, on jugeroit encore mieux de la violence de ce terrible fléau, et de la nécessité de s'opposer à ses ravages par tous les moyens possibles : résultat bien capable de nous faire sentir les avantages de l'inoculation de la petite vérole, et sur-tout de la Vaccine.

DEUXIÉME QUESTION.

Comment agit l'inoculation pour rendre la petite vérole plus bénigne ? etc. etc.

Plusieurs raisons ont, sans doute, contribué à la découverte de l'inoculation de la petite vérole. Une jeune femme aussi aimable que belle, par suite de cette affreuse maladie, perd en un jour la beauté ou la vie, deux espèces de biens presque également chers au sexe, dans tous les pays du monde. Une perte, aussi cruelle, suggéra naturellement aux parens l'idée de prévenir un semblable malheur, dans la personne de leurs autres enfans. D'ailleurs, il n'en est pas de la petite vérole, comme de la peste et autres maladies contagieuses de ce genre ; on ne l'éprouve qu'une fois, et peu de personnes en sont exemptes dans une carrière un peu longue ;

ce qui fit probablement concevoir le projet de la communiquer artificiellement. La raison faisoit pressentir d'avance plusieurs avantages attachés à cette pratique, tels que de ne la faire contracter à l'individu que lorsqu'il est sain et bien portant; de choisir une saison salubre et sans maladies régnantes. L'inoculation réunit effectivement tous ces avantages; mais, il n'appartenoit qu'à l'expérience de prouver que cette maladie, communiquée par l'art, est généralement plus douce, plus bénigne, et beaucoup moins dangereuse que celle qui a été reçue par la voie de la contagion. Personne n'a expliqué jusqu'ici ce phénomène, dont je crois pouvoir donner des raisons assez satisfaisantes : elles seront d'autant mieux placées à la tête de cette traduction, qu'elles nous conduisent directement à concevoir la manière dont doit agir la Vaccine, pour préserver de la petite vérole.

Rappelons succintement ce qui se passe dans l'inoculation de la petite vérole. Au moyen d'une légère incision, dans laquelle on dépose la matière varioleuse, on infecte la constitution de la personne ainsi inoculée. Cette incision est bientôt suivie de rougeur et d'inflammation, et vers le cinq ou sixième jour, il se forme une petite pustule, remplie d'une liqueur claire, semblable à celle que produit une brûlure. Le 6, on ressent, dit Dimsdale, des douleurs et une roideur sur le bras; ce symptôme est très-desirable, il annonce une éruption prochaine et bénigne ; dès le lendemain, mais, plus fréquemment le sur-lendemain, la fièvre de l'éruption commence à se faire appercevoir ; bref, le succès de l'inoculation est alors certain : et vers le 11 ou 12, on remarque que l'inflammation, survenue à l'endroit inoculé, augmente considérablement. En voila assez pour entendre ce que nous avons à dire sur cet objet.

Nous venons de voir que la fièvre qui annonce l'éruption générale, est toujours précédée de la formation de la pustule, à l'endroit inoculé ; qu'à cette époque, elle contient une liqueur claire, laquelle possède déja le pouvoir de communiquer l'infection ; d'où nous concluons que, de même que la petite vérole naturelle préserve la constitution d'une semblable infection à l'avenir, la petite vérole locale, survenue dans le lieu de l'incision, et qui précède toujours l'éruption générale, réagit pendant son développement sur la constitution, et si elle ne la préserve pas entiérement de l'infection générale, elle modère et corrige considérablement la maladie générale.

Il faut donc considérer la petite vérole inoculée, sous un double point de vue, comme maladie locale antécédente, et comme maladie générale subséquente. Ce n'est qu'autant que la maladie locale a été régulière, et a donné lieu à la formation d'une matière spécifique, que la constitution se trouve suffisamment affectée et corrigée, pour devenir peu sensible à l'infection générale. C'est en effet une petite vérole locale, qui préserve jusqu'à un certain point, de la violence de la maladie générale.

Cette explication acquierra encore plus

de poids et de développement, si nous l'appliquons aux circonstances les plus essentielles de l'inoculation, que l'on peut réduire aux suivantes :

1°. Pourquoi la petite vérole est d'autant plus bénigne, que l'éruption générale succède plus immédiatement à la pustule inoculée?

2°. Pourquoi la maladie est d'autant plus sérieuse, que la pustule se développe moins réguliérement, et l'éruption générale plus tard ?

3°. Pourquoi l'individu inoculé, n'est pas moins exempt de la petite vérole, à l'avenir, quoique l'inoculation ne produise souvent qu'un effet local?

4°. Pourquoi la maladie est plus mauvaise, lorsqu'elle se développe aussitôt, et à plus forte raison avant la pustule locale?

5°. Enfin, pourquoi la profondeur ou la légéreté de l'incision, ne sont pas des circonstances indifférentes de l'inoculation?

1°. Pour exclure toute idée d'arbitraire, nous emprunterons les faits de la traduction de Dimsdale, auteur anglais, qui a fait un excellent traité sur l'inoculation. Il observe « que plus les plaies changent vîte, plus l'éruption s'annonce avec promptitude, plus aussi la maladie est douce et favorable. Quant, au contraire, les premiers accidens se manifestent tard, on peut moins compter sur le cours de la maladie, et elle est plus maligne ». Or, tout ceci est parfaitement d'accord avec notre théorie. Plus la pustule inoculée se développera promptement, et plus elle garantira de bonne heure la constitution,

et préviendra le danger de l'éruption générale. D'autre part, la maladie sera d'autant
plus douce, qu'elle se manifestera plutôt,
parce que le virus aura eu moins de temps
pour réagir sur la constitution.

La petite vérole, contractée par la contagion, est d'autant plus dangereuse, que l'é-
ruption est plus prématurée, parce que, igno-
rant l'époque de l'infection, il est évident qu'il
faut que le virus varioleux ait déja agi depuis
long-temps, soit sur les fluides, soit sur les
solides, pour que l'éruption ait lieu d'une
manière si précipitée, dès l'instant que la
fièvre s'est manifestée. Mais, dans l'inoculation, la petite vérole est d'autant plus douce,
qu'elle succède plus immédiatement à la pustule, parce que, dans ce cas, le virus a réagi
moins long-temps sur la constitution, et que
son action a été d'avance émoussée par l'influence spécifique de la petite vérole locale,
sur le systême général.

2°. Ecoutons encore Dimsdale. « Plus les
» symptômes que nous venons de décrire se
» manifestent de bonne heure, plus il y a
» lieu d'espérer une issue heureuse pour la
» maladie; mais il arrive quelquefois qu'on
» l'apperçoit à peine, quoique le virus se soit
» bien communiqué. Alors, la couleur de la
» plaie est pâle, elle ne s'enflamme point,
» les coins de l'incision ne s'élargissent point,
» et l'inoculé n'y apperçoit ni démangeaison,
» ni douleur. Souvent même, il y a si peu
» de changement aux cinq et sixième jours,
» qu'on seroit tenté de croire que l'inocu-
» lation n'a pas réussi. Ces cas sont moins

» favorables, la petite vérole se manifeste
» plus tard, et la maladie est moins bénigne.»

La petite vérole locale, pour une maladie
quelconque, ne se développant pas d'une manière à former le virus spécifique, ne garantit
pas assez vîte la constitution des effets de la
maladie générale ; et le virus circulant plus
long-temps, elle sera déja suffisamment affectée, lorsque la maladie locale se développe,
et sa présence ne jouira plus de la même prérogative, ou du moins au même degré.

3°. Tout le succès de l'inoculation, con-
sistant donc dans la succession régulière de
la petite vérole locale, puis générale ; il s'en
suit qu'il doit probablement y avoir des cas
où la constitution a été tellement corrigée et
préservée par la pustule inoculée, qu'elle n'a
plus été susceptible de l'infection générale.
Dans ces circonstances, l'individu a été garanti
de la maladie, par la pustule locale, comme
il l'aurait été par la petite vérole elle-même.
Cette assertion, qui découle naturellement
de notre théorie, se trouve conforme à l'expérience ; Dimsdale a vu souvent des observations de ce genre, et nous citerons encore
le texte, pour ne rien ôter à nos preuves,
de leurs forces et de leur authenticité.

« Quelquefois, dit-il plus loin, les symp-
» tômes dont je viens de parler, se découvrent
» plus tard, c'est le sept ou huitième jour,
» et lorsque l'on devrait naturellement atten-
» dre l'éruption, le bras se guérit et le ma-
» lade est guéri.

» Dans ces cas si irréguliers, il arrive sou-
» vent qu'après la guérison de l'incision, il a

» paru quelques pustules ; je les crois une
» suite de l'inoculation, ce ne sont cependant
» point de vrais boutons varioliques ; ils n'y
» ressemblent point ; dans trois jours, ils
» passent et ne suppurent jamais, etc. etc.

» Dans les commencemens, lorsque de tels
» cas se présentaient, j'avais des doutes si
» mes inoculés pouvoient être entiérement
» sûrs d'être garantis dans la suite de la con-
» tagion. Pour m'en convaincre, je leur com-
» muniquai le virus une seconde fois, et je leur
» conseillai de se mêler avec d'autres mala-
» des, dans diverses périodes de la petite
» vérole, et de s'exposer aux dangers de la
» contagion. Cette expérience a été souvent
» répétée, jamais la petite vérole n'est reve-
» nue. De sorte qu'aujourd'hui, j'ose affirmer
» que ceux qui, après avoir été inoculés,
» ont été ainsi promptement guéris, ne ris-
» quent rien pour la suite. L'expérience m'a
» encore mis en état de décider, dès les pre-
» miers jours de l'inoculation, si la maladie
» se terminera ainsi facilement, et. etc.

Peut-être, dira-t-on, que ceux qui guérissent ainsi en peu de jours, selon toutes les
apparences, ont eu précédemment la petite
vérole. Mais, on sait qu'on ne peut repro-
duire cette maladie chez quelqu'un qui l'a
déjà eue, ni en l'exposant à la contagion,
ni en l'inoculant. Si l'on emploie ce dernier
moyen, l'inflammation qui survient aux inci-
sions ne dure qu'un ou deux jours, et cette
opération n'est suivie d'aucuns symptômes généraux. Au lieu que dans les cas dont parle
Dimsdale, les boutons ne guérissent point

avec le sept ou le huitième jour, preuve que ces individus n'avoient eu précédemment, ni la petite vérole naturelle, ni celle qui est inoculée. Ces dernières réflexions sont également de notre auteur.

4°. On conçoit qu'il peut exister telle constitution particulière, où la maladie générale se développera peut-être aussi vîte que la pustule inoculée, et alors l'inoculation aura peu davantage sur la petite vérole contagieuse. Il ne manque même pas d'exemples où la maladie générale s'est déclarée dès les premiers jours, et avant la formation de la pustule inoculée. Ces cas sont toujours les plus graves; il est probable que le malade portait déjà le germe de la petite vérole naturelle, au moment où on l'a inoculé. La constitution ne pouvant dans ces cas être corrigée par la maladie locale, la petite vérole ne participe point du bénéfice de l'inoculation. La même chose est déjà arrivée plus d'une fois pour la Vaccine; et toutes les fois qu'on a vacciné un sujet infecté du germe de la petite vérole, sans le savoir, ces deux maladies se sont développées simultanément, et ont été plus graves.

5°. Les inoculateurs savent que la manière de faire l'incision n'est pas indifférente, que plus elle sera profonde, et plus on multipliera les endroits infectés, et plus aussi la maladie sera dangereuse. En effet, on conçoit que l'effet de l'inoculation dépendant de l'affection locale, est tout; que, précédant l'indisposition générale, on peut supposer que toutes les fois que l'on multipliera les voies de la contagion, et qu'on portera le virus d'une manière aussi directe dans la masse du sang, la constitution se trouvera affectée de trop bonne heure et avant la réaction de la maladie locale. Au lieu qu'en faisant l'incision très légère et très-superficielle, et dans une partie peu organisée, le virus se trouve en quelque manière soumis moins directement à l'influence des forces vitales ; et la maladie locale, toutes choses égales se développera plus vîte que la maladie constitutionnelle ; et cette dernière, d'après les raisons ci-dessus, en sera plus douce et plus bénigne.

Si la peste ne consistoit que dans l'existence des bubons, des charbons, etc. et qu'on ne l'éprouvât qu'une fois dans la vie, il est très-probable qu'il y aurait de l'avantage à l'inoculer, plutôt que de la recevoir par la voie de la contagion.

En résumant ce qui précède, on voit, 1°. que la petite vérole est d'autant plus douce qu'elle se développe plus vîte, après la formation de la pustule inoculée, et à partir du jour de l'infection, quand on le connoît, comme dans l'inoculation. 2°. Qu'elle est d'autant plus dangereuse que le virus a circulé plus long temps, comme dans la petite vérole contagieuse, et qu'elle se développe plus promptement, à dater du moment où la constitution est affectée par la fièvre. 3°. Que la petite vérole locale préserve la constitution de la maladie générale de la même manière, quoique à un moindre degré, qu'une première attaque de la maladie préserve d'une seconde. 4°. Que l'action de la maladie locale sur la constitution, peut être quelquefois si complette, qu'elle prévienne entiérement la maladie générale. 5°. Que si le sujet porte déjà le germe de la maladie, quand on l'inocule, ou que si le virus agit plus vîte sur la constitution que localement, la maladie sera plus grave et l'effet de l'inoculation nul ou presque nul. 6°. Que le succès de l'inoculation dépend aussi en partie du peu de profondeur de l'incision, nécessaire au succès de l'opération. 7°. Qu'indépendamment des autres circonstances qui rendent l'inoculation avantageuse, celle dont nous avons parlé avec assez de détail plus haut, décide complétement de sa supériorité sur la petite vérole naturelle ou contagieuse.

D'où l'on peut conclure, avec assurance, que des personnes qui, par des motifs religieux, par une tendresse mal entendue, ou par pusillanimité, préferent exposer leurs enfans à la contagion, en les laissant jouer avec des sujets varioleux, en leur faisant porter leurs linges ou coucher dans les mêmes draps, n'agissent pas aussi prudemment, en leur communiquant la petite vérole contagieuse, qu'en les inoculant.

TROISIÈME QUESTION.

Application de cette théorie à la Vaccine.

Toute cette théorie a une application directe à la Vaccine, et nous explique fort simplement sa manière d'agir. La Vaccine a beaucoup d'analogie et de ressemblance avec la

petite vérole ; mais, néanmoins, elle en diffère essentiellement, en ce qu'elle n'est qu'une
maladie locale et non contagieuse. C'est à
raison de ces deux propriétés qu'elle doit être
préférable à la petite vérole, si elle a réellement la faculté d'en préserver à l'avenir ceux
qui ne l'ont pas encore éprouvée.

La Vaccine n'est qu'une maladie locale
chez les animaux et chez l'homme, comme
on le verra plus en détail dans l'ouvrage
d'Aikin. Les simptômes généraux qui l'accompagnent le plus souvent, tels que frissons,
fièvre, douleur, etc. etc. ne lui donnent point
le caractère de maladie constitutionnelle,
puisqu'elle n'est point accompagnée d'éruption, et qu'il n'est point de mal ou d'infla-
mation locale un peu considérable, qui n'occasionne par fois de la fièvre et autres accidens généraux de la Vaccine. La supériorité
de cette maladie sur la petite vérole consiste en ce qu'elle n'est jamais que locale ;
et si nous nous rappelons tout ce qui a été
dit précédemment sur les deux formes de la
petite vérole, en tant que locale et constitutionnelle, nous concevons facilement la
manière d'agir de la Vaccine.

La Vaccine inoculée est une maladie absolument analogue à la pustule de la petite vérole inoculée. Mais, comme la Vaccine ne
peut devenir générale, elle a l'avantage de
préserver la constitution pour l'avenir, sans
l'affecter présentement; au lieu que, dans l'inoculation de la petite vérole, on communique
tout à-la-fois, l'infection locale et générale ;
et le developpement de l'une devançant l'autre,

modère

modère et corrige en grande partie la maladie constitutionnelle ; au lieu que dans l'inoculation de la Vaccine, on ne communique qu'une maladie locale.

Si l'on inocule en même la petite vérole et la Vaccine, ces deux maladies ne s'excluront point réciproquement, et auront lieu simultanément, parce que la Vaccine n'ayant pas eu son cours, n'a pu corriger la constitution, il faut qu'elle devance la maladie générale, de même que dans l'inoculation de la petite vérole, la pustule locale et inoculée précède la maladie constitutionnelle ; et si dans l'inoculation de cette dernière, on pouvoit borner l'infection à la maladie locale, il nous paroît démontré que la pustule inoculée préserveroit la constitution de toute contagion à l'avenir, ainsi qu'on a lieu de le croire, pour la Vaccine. Cette assertion se trouve démontrée par les observations de Dimsdale, mentionnées ci-dessus, desquelles il résulte que l'individu n'est pas moins exempt de la petite vérole, quoique l'inoculation n'ait produit que la maladie locale, que si elle eût été suivie de l'éruption générale.

Nous concluons de-là, que la pustule spécifique et inoculée de la Vaccine et de la petite vérole, sont deux maladies analogues, quoique n'étant pas identiquement les mêmes, et qu'elles agissent à-peu-près de la même manière, soit qu'elles se bornent à la corriger et modifier seulement, de manière à la rendre moins susceptible de son influence.

Quand la Vaccine ne seroit pas un préservatif aussi sûr que l'inoculation, il suffiroit qu'elle garantît le plus grand nombre des vaccinés, de la contagion de la petite vérole, pour parvenir à extirper cette maladie, en prévenant, le plus qu'il seroit possible, son apparition, avantage que n'a pas la petite vérole inoculée, toute supérieure qu'elle soit à celle qui est contractée par contagion ; car, il n'en est pas moins vrai que l'inoculation propage tous les jours cette maladie dans des endroits et des saisons où elle n'auroit pas lieu naturellement ; et que, quelque bénigne que soit la petite vérole inoculée, la théorie et l'expérience nous apprennent que la maladie naturelle ou contagieuse qui peut en résulter, ne participe point nécessairement de sa nature bénigne, et rentre absolument dans la classe de la petite vérole naturelle, qui est si souvent dangereuse.

Si le peu de temps qui s'est écoulé depuis la découverte de la Vaccine, par le docteur Jenner, ne permettoit de suspendre encore son jugement sur la réalité de sa *vertu préservative*, on pourroit, dès à présent, croire à l'extirpation générale de la petite vérole : les ouvrages nombreux qui en traitent ainsi que de la pratique de l'inoculation, heureusement pour l'humanité, deviendroient autant de travaux inutiles et de monumens de l'industrie. Cependant, jusqu'à ce que la Vaccine ait obtenu le sceau indélébile et irréfragable de l'expérience et du temps, ce seroit peut être se trop précipiter que de négliger tout-à-fait, dès ce moment, les moyens qui peuvent tendre à la perfection de l'inoculation ; pratique essentiellement avantageuse, ainsi qu'il a été expliqué plus haut; c'est pourquoi je me permettrai encore les réflexions suivantes :

Solution d'un problême relatif à l'ino-culation.

Les précautions préparatoires, pour le succès de l'inoculation, peuvent se réduire à trois points essentiels. 1º. Éviter toute complication, tout état maladif qui pourroit compliquer la petite vérole. 2º. Préparer l'individu, par le régime et les évacuations convenables : comme l'on est assez généralement d'accord sur ces deux objets, je n'en dirai rien. 3º. Choisir la saison la plus saine et où il règne le moins de maladies. Or, si nous consultons les divers médecins qui se sont occupés de cette dernière question, nous trouverons qu'ils différent beaucoup dans leur opinion.

Après avoir eu souvent occasion de réfléchir sur la diversité de pratique, parmi les médecins cliniques et bons observateurs, (il ne s'agit nullement ici des théoriciens,) j'ai remarqué que dans ce cas, on pourroit presque toujours en conclure deux choses : l'une que probablement chacun a raison, l'autre que la question n'est pas connue à fond, et que le problême reste encore sans solution exacte. Cet exemple prouvera la vérité de notre observation; quoique le printemps soit peut être la saison le plus généralement indiquée par les inoculateurs, néanmoins chaque saison a eu ses partisans : Tissot paroît préférer l'automne, quelques - uns indiquent l'été ; d'autres ne rejettent point l'hiver ; en un mot, on croit que chaque saison a été adoptée plus ou moins exclusivement, par de très-bons praticiens.

Cette diversité d'opinions tient évidemment aux circonstances, et le degré de salubrité des saisons dépend absolument du climat et des localités. Cependant cette question ne laisse pas d'être susceptible d'une solution exacte et rigoureuse, par le moyen des tables de mortalité, rédigée d'après les saisons. Ce serait ainsi qu'en comparant la mortailté relative des divers pays, on finiroit par établir une régle particulière et sûre pour chaque endroit, en voici un exemple :

A Evreux, en Normandie, Gosseaume, médecin, a fait deux tables de mortalité, contenant, la première, une série de 3o années, et la deuxième, une série de 9 années. Les tables nous indiquent la salubrité relative des saisons, pour cette ville, par les nombre de morts suivants :

Hivers. . . . 1663. Saison la plus saine.
Etés. . . . . 1709. ⎱
Automnes. . 1739. ⎰ Salubrité presqu'égale.
Printemps. . 2o57. — la plus malsaine.

Lemoine, autre médecin, a fait un travail analogue pour Avranches, et contenant une série de quarante années. Il résulte de ses tables, que la salubrité des saisons est pour cette ville, dans la proportion suivante :

Etés. . . . . 1598. Saison la plus saine.
Automnes. . 1659.⎱
Printemps. . 1689.⎰ Salubrité presqu'égale.
Hivers. . . . 1905. — la plus malsaine.

De pareilles tables ont été faites à Lisieux, par Morin, médecin; en voici également le résultat :

Juin. . . .⎫
Juillet. . .⎬ Etés. . . . 1211. ⎰ Saison la plus
Août. . . .⎭ ⎱ saine.

Septembre.⎫
Octobre. .⎬ Automnes. 1244.
Novembre.⎭

Décembre.⎫
Janvier.. .⎬ Hivers. . . 1289.
Février.. .⎭

Mai.. . . .⎫
Juin. . . .⎬ Printemps . 1308. ⎰ — la plus
Juillet. . .⎭ ⎱ malsaine.

C'est par un procédé semblable que j'ai trouvé pour la commune de Guines, en Calaisis, que la salubrité des saisons, composées comme dans l'exemple précédent, se comportait dans la proportion suivante :

Etés. . . . . 805. Saison la plus saine.
Printemps.. 1065.⎱
Hivers . . . 1088.⎰ Salubrité presqu'égale.
Automnes.. 1136. — la plus malsaine.

Ces tables offrent le résultat d'une série de 5o années.

Ces quatre exemples sont suffisans pour pour notre objet, et l'on voit qu'il en résulte évidemment que la saison la plus salubre est l'été, pour Avranches, Lisieux et Guines; tandis que c'est l'hiver pour Évreux. On voit également que dans ces climats qui sont les les plus froids et les plus humides de la France, l'été et l'automne ne sont pas les plus dangereuses; résultat différens de ceux des pays chauds, où l'hiver et le printemps sont plus tempérés. Il est très-probable que l'hiver est la saison la plus saine de l'Italie et du midi de la France.

Il nous est donc facile maintenant de résoudre d'une manière générale, le problême relatif à la plus grande salubrité des saisons. Nous croyons, 1°. qu'il n'y a point de saison intrinséquement plus salubre qu'une autre, et que cela varie pour chaque localité. 2°. Qu'on ne peut constater ce degré de salubrité que par l'observation médicale, mais plus particulièrement par des tables de mortalité, comme celles que l'on vient de rapporter. 3°. Que la saison la plus saine étant ainsi déterminée pour chaque lieu, c'est au médecin clinique à vérifier si pour une année donnée, il ne régne aucune épidémie ou endémie accidentelle, capable de détourner de la pratique de l'inoculation.

D'où nous déduisons cette régle générale : *n'inoculez que dans la saison la plus saine, reconnue telle par les tables de mortalité et constatée par l'observation actuelle d'un médecin praticien.*

L'avantage direct et les résultats précis des tables de mortalités, sont si considérables, que cet objet devroit être pris dans la plus grande considération, par les gens de l'art, choisis par le gouvernement, pour travailler à la topographie médicale de la france. Ce moyen exclut tout systême, toute prévention ; on parvient aux résultats les plus exacts, lors même que les causes nous échappent. J'ai fait un travail préparatoire sur cet objet et la construction de mes matrices et cadres de dépouillement est telle, qu'elle peut fournir la réponse à toutes questions proposables.

1°. Sur la mortalité relative aux divers âges et périodes de la vie.

2°. Sur la mortalité relative aux sexes.

3°. Sur la mortalité relative aux saisons et aux différens mois de l'année pour un pays donné.

4°. Sur la mortalité relative à toutes les combinaisons différentes de ces rapports entre eux.

La confection de ces tables est d'une simplicité et d'une fécondité telle, que le travail qui, au premier coup d'œil, paroît simple, pourroit, avec la protection du gouvernement, être exécuté facilement en quelques mois, pour toutes les communes de la France, où il existe un médecin ou toute autre personnne douée du plus léger degré d'instruction, tout se réduisant à remplir les cadres préparatoires. D'après ce qui précéde, on voit que ces tableaux ont un objet différent et beaucoup plus étendu que ceux où l'on n'a cherché qu'à estimer le degré de probabilité de la vie à chaque âge, et les mortalités relatives aux mêmes.

QUATRIÉME QUESTION.

Toutes les maladies spécifiques ne partici-
pent-elles pas, jusqu'à un certain point, de
cette faculté que possèdent éminemment plus
spécialement la petite vérole, la rougéole,
etc. de n'attaquer l'homme qu'une fois ?

Après avoir expliqué d'une manière fort-simple et assez satisfaisante, si je ne me trompe, comment l'inoculation de la petite vérole et de la Vaccine, peut, ou réprimer, en grande partie, ou prévenir entierement la maladie générale, il nous reste à examiner une autre question qui n'est pas moins curieuse et difficile. On n'a qu'une fois la petite vérole etc. et c'est un fait constant, et cette vérité d'observation ne saurait être infirmée par quelques exceptions rares et souvent douteuses ; si nous ne pouvons rendre raison de ce phénomène, il nous paroîtta peut être moins surprenant, par le rapprochement des diverses maladies spécifiques et autres affections, qui jouissent, en partie, de ce privilège, quoique à des degrès bien diffé-rents ; nous réduirons toutes ces maladies ou affections à plusieurs classes.

Première classe, la petite vérole, la rou-geole, la Vaccine, le bouton dAllep, la coqueluche etc.

Deuxième classe, la gale, la maladie vénérienne sous diverses formes, la peste, la rage.

Troisième classe, les substances médicamenteuses, vénéneuses, alimentaires.

Quatrième classe, elle comprend l'analise de nos diverses sensations.

PREMIÈRE CLASSE.

Parmi les maladies générales que l'on n'éprouve qu'une fois, on compte la petite vérole et la rougeole. Ces deux faits étant assez connus, nous n'en dirons pas davantage.

Parmi les maladies locales et spécifiques, on compte :

1°. La Vaccine, considérée soit chez les animaux, soit chez l'homme. On n'est pas encore parfaitement d'accord sur les deux questions suivantes, savoir : si l'on n'a la Vaccine qu'une fois, et si l'on peut éprouver la Vaccine après la petite vérole. A mesure qu'on répéte les expériences, à ce sujet, on paroît incliner à croire qu'on n'éprouve qu'une fois ces deux maladies ; ce qu'il y a de certain, c'est que la chose est ainsi dans le plus grand nombre de cas ; et que l'une de ces maladies préserve de l'autre.

2°. Le bouton d'Alep, cette maladie locale qui tire son nom d'un endroit où elle est endémique, existe cependant ailleurs et près de Damas. La durée fixe de cet ulcère, au rapport des voyageurs, est d'un an ; son siége le plus ordinaire est au visage. L'opinion le plus général des peuples qui y sont sujets, est qu'on n'éprouve cette maladie qu'une fois.

3º. La coqueluche, toux-férine etc. beaucoup d'auteurs en médecine, reconnus pour des praticiens des plus recommandables, pensent que cette maladie n'attaque que les enfans, et qu'en général ceux qui l'ont eue n'y sont plus sujets par la suite.

Si l'on vouloit pousser l'érudition plus loin, on trouveroit certainement d'autres maladies chez l'homme ou chez les animaux, existant dans des climats différens, qui jouissent aussi de cette prérogative singulière ; mais il suffit, pour notre objet, d'avoir déjà compté cinq maladies spécifiques, qu'en général, l'on n'éprouve qu'une fois dans la vie.

DEUXIÉME CLASSE.

Quoique l'on puisse éprouver plusieurs fois les maladies qui appartiennent à cette classe, elles jouissent cependant de la faculté de préserver le malade, pendant leur action, d'une nouvelle infection. Ces maladies spécifiques vont nous offrir des considérations particulières qui ne sont pas moins intéressantes que les précédentes.

1º. *La gale.* Personne n'ignore que c'est une maladie contagieuse par le contact immédiat et actuel ; et que bien qu'on prenne cette maladie par le simple toucher des choses à l'usage des galeux, et sur-tout en couchant avec eux ou dans les mêmes draps, cela n'empêche point le malade, traité convenablement, de guérir avec ses linges, quoiqu'ils infecteroient à coup-sûr, toute autre personne. Il s'en suit donc qu'un malade infecté de la gale, est, jusqu'à son entière guérison, à l'abri d'une nouvelle infection ; et que de même qu'il porte sans danger, son propre linge, il pourroit également porter, sans inconvénient, celui d'un autre galeux. Si ces malades, dans leur convalescence, n'étoient pas exempts de toute contagion étrangère, mais sur-tout de la leur propre, la maladie se renouvelleroit sans cesse d'elle-même, et l'individu s'infectant chaque jour lui-même de nouveau, la maladie seroit sans fin et sans guérison.

On peut regarder comme certain, qu'un galeux sur la fin de sa convalescence est dans le cas d'une personne qui a eu la petite vérole, et que l'impression encore présente de la gale, est un préservatif contre une nouvelle infection : il est même probable que cette faculté se prolonge encore au-delà de la guérison complette, et qu'en continuant de porter ses linges, précédemment infectés, il ne seroit pas exposé à prendre la gale, tandis qu'ils la communiqueroient promptement à une personne saine : ce qui vient de ce que l'économie animale, modifiée par le virus psorique, n'est plus susceptible de son action ; et que tant que la présence du virus entretient cette espèce d'affection, la constitution est insensible aux effets d'une nouvelle infection. Mais, dès que le malade a quitté depuis quelque temps ses vêtemens infectés, et que leur présence ne modifie plus l'organisme animal, la constitution reprend le dessus, rentre dans son état naturel ; et l'individu redevient susceptible de la gale, comme toute autre personne saine.

Il résulte donc de ces diverses considérations que l'infection présente de la gale jouit de la faculté de préserver le malade d'une nouvelle contagion, non-seulement pendant la maladie et la convalescence, mais encore pendant quelque temps après avec guérison radicale. Dans les hôpitaux et ailleurs, il est très-probable que l'on pourroit confier impunément le soin des galeux, aux convalescens; et tant que ces derniers n'auroient pas été soustraits entièrement à la contagion, il seroit très-rare de les voir reprendre la gale.

2°. *La maladie vénérienne*. La maladie vénérienne paroît singulièrement riche en résultats de ce genre. On sait qu'on peut l'envisager sous deux formes principales, c'est-à-dire, comme locale et comme constitutionnelle. On distingue, entre autres, trois formes locales, savoir : le chancre ou ulcère vénérien, la gonorrhée et le bubon. La forme générale est unique ; mais elle donne lieu à un grand nombre d'accidens particuliers, tels que la suppuration des amygdales, les ulcères entamés, les maladies des os, etc.

Il paroît que la maladie vénérienne, dans les quatre états principaux où nous allons l'examiner, jouit de propriétés entièrement entièrement analogues à celles que nous venons de reconnoître pour la gale. Après avoir observé que le chancre vénérien est d'une nature spécifique, et propre à communiquer la même maladie, j'ajouterai qu'en général, il est unique, et qu'il est très-rare d'en voir deux à la fois. Mais, ce qui est encore plus remarquable, c'est qu'il n'est pas moins rare qu'une personne qui s'expose de nouveau à l'infection, contracte un autre chancre sur le même organe. Hunter a mis cette assertion presque hors de doute ; et il pense que le pouvoir spécifique de l'ulcère vénérien, a lieu non-seulement pendant qu'il existe, mais peut se prolonger encore quelque temps après la guérison ; ensorte que le malade qui s'exposeroit à l'infection, ne guériroit pas moins, sans risquer de contracter un second chancre.

La gonorrhée nous offre un phénomène semblable. Celui qui en est atteint, est sûr de n'en pouvoir contracter une seconde en même-temps ; et cette faculté singulière paroît également se prolonger au-delà de la guérison même, comme Hunter l'a reconnu ; ce qui est conforme à ce que nous avons dit de la gale et du chancre vénérien,

Nous ferons les mêmes réflexions sur le bubon vénérien ; la glande infectée est à l'abri d'une seconde infection ; et la circonstance de l'y exposer n'influe point directement sur sa guérison ; mais comme le siège de cette maladie est double, c'est-à-dire, peut exister dans les deux aines, l'infection d'une glande n'empêchera pas l'infection de l'autre ; quoiqu'il soit même encore assez rare de voir les deux aines infectés à-la-fois ; mais il n'en est pas moins constant que la glande qui est déjà affectée ne paroît pas susceptible d'une seconde infection.

Quoique chacune des formes spécifiques de cette maladie, s'oppose non-seulement à une sur-infection, pendant qu'elle existe, mais conserve encore sa faculté préservatrice, quelque-temps après la guérison, il n'en faudroit pas conclure que l'une de ces maladies préservât de l'autre et ainsi réciproquement ; c'est-à-dire qu'en général, celui qui a un chancre, n'en contractera pas un second, en s'exposant au danger de l'infection, mais il pourra lui survenir une gonorrhée, et réciproquement. Hunter croit cependant avoir observé que dans le plus grand nombre des cas, l'une de ces maladies préservera de l'autre. Mais, le chancre ne préservera pas du bubon ; ni le bubon de la gonorrhée : ce qui tient à la différence des organes affectés.

Ces réflexions expliquent un fait assez ordinaire, chez les femmes de mauvaise vie. On sait qu'il en existe beaucoup qui communiquent la contagion vénérienne sous toutes ses formes, et qui cependant paroissent jouir d'une assez bonne santé, et supportent la maladie sans inconvéniens bien remarquables. En voici la raison : la gonorrhée ne consiste que dans l'accroissement morbifique et spécifique de la secrétion des glandes muqueuses, et non dans une ulcération véritable : or, il paroît que dans les cas dont il s'agit, c'est sous cette forme qu'existe la maladie vénérienne chez ces femmes : et quand elle a duré quelque-temps, elle rend non-seulement les cryptes ou glandes muqueuses insensibles à une nouvelle infection, mais modifiant habituellement tous les organes environnans, elle prévient également la production du chancre vénérien ; lequel est la cause la plus ordinaire de l'infection générale ; ce qui n'est pas également vrai de la gonorrhée. Nous avons observé que même chez l'homme, le chancre et la gonorrhée sont fort souvent un préservatif l'un de l'autre ; mais, cet effet doit être plus constant et plus fréquent chez les femmes, parce que chez elles, le siège de la gonorrhée et de l'ulcère vénérien se rapproche d'avantage et pourroit même se confondre.

La gonorrhée existant chez ces femmes, préviendra donc très-souvent le chancre ; et comme il est très-rare que la gonorrhée infecte la constitution, parce qu'elle n'est pas nécessairement accompagnée d'ulcération, il s'ensuit que cette forme de la maladie, préservant ces personnes de chancre, les garantit, par la même raison, de l'infection générale. Aussi résistent-elles, pendant long-temps, à un genre de vie auquel l'homme succomberoit si promptement pour ces raisons et pour beaucoup d'autres.

Nous expliquerons de la même manière, un fait assez généralement connu, savoir : que les hommes qui fréquentent habituellement les femmes de mauvaise vie, sont, toutes choses égales, moins sujets à l'infection que les personnes qui ne s'y exposent que très-rarement et de loin en loin. Les premiers ayant une fois contracté la maladie vénérienne, et ne discontinuant point leur commerce avec ces femmes infectées, on ne peut expliquer cette singularité, que par l'habitude de la contagion chez les uns, ce qui les y rend presque insensibles ; et sa nouveauté chez les autres, qui les en rend beaucoup plus susceptibles.

La maladie vénérienne constitutionelle se manifeste sur-tout par ses effets locaux ; et nous remarquerons également qu'une personne qui en est atteinte, ne paroît pas susceptible d'une *sur-infection* ; il n'est pas certain non plus qu'en s'exposant au danger sur la fin de la guérison, et tant qu'il existe **un** chancre vénérien, cela puisse retarder la guérison, et menacer la constitution d'une nouvelle contagion, tandis que la première guérit régulièrement. Autre preuve que le systême animal, une fois affecté par le virus spécifique vénérien, devient par-là insensible à son action.

3°. *La peste.* La peste, la plus terrible des maladies contagieuses, en ce qu'elle exerce non-seulement les plus grands ravages, mais encore parce qu'on peut l'éprouver plusieurs fois, la peste va répandre un nouveau jour sur la matière de la contagion. Cette affreuse maladie se manifeste par des symptômes généraux et locaux, dont les plus caractéristiques sont les bubons et les charbons pestilentiels. L'humeur qui s'écoule de ces affections locales, ainsi que les émanations du malade et tout ce qui a été à son usage, sont très-susceptibles de propager la peste. Nous ferons ici les mêmes réflexions que pour la gale, etc. ; c'est que le malade guérit très-bien au milieu de la contagion et avec l'usage de son linge, etc. ; moyens qui infecteroient le plus promptement une personne saine. Quand la guérison procédoit régulièrement, s'il est arrivé que le malade soit retombé tout-à-coup,

il

il n'est jamais venu dans l'idée à aucun mé-decin, d'attribuer cet accident à une nouvelle infection.

Quoique les rechûtes, après une guérison complette, ne soient point très - rares dans la peste, il paroît presque certain que ceux qui l'ont déjà éprouvée y sont moins sujets que les autres ; c'est-à-dire, que sur un nombre égal de convalescens et de personnes saines, la peste en attaque davantage parmi les derniers que parmi les premiers. Je ne doute point qu'un pestiféré convalescent, qui resteroit au milieu de la contagion, ne conservât long - temps cette espèce de privilège ; et peut-être en se-roit-il tout-à-fait à l'abri pendant la durée de l'épidémie ; en sorte qu'il me paroîtroit très-prudent pour la peste, comme pour la gale, de ne choisir les gens destinés au service des pestiférés, soit dans les hôpitaux, soit pour les transporter, les inhumer, brûler leurs meubles, purifier leurs maisons, etc., que parmi les convalescens. Les rechûtes que l'on pourroit nous citer, ont ici moins de force qu'on ne pense. En effet, tout nous porte à croire qu'une personne saine qui s'ex-pose à la contagion, pour la première fois, est plus sujette à la contracter qu'un pesti-féré convalescent, lors même qu'il a quitté le foyer de la contagion, et changé de linge et de vêtemens ; mais, que celui qui, pendant et après sa convalescence, reste au milieu de l'infection, en est encore plus exempt que les deux premières.

Enfin, nous observons que ceux qui con-tractent la peste, et fréquentent le plus ha-

bituellement les pestiférés, ne l'éprouvent
pas à un plus haut degré que ceux qui la
prennent par la voie la plus indirecte et la
plus légère. Le grand nombre des gens employés au service des pestiférés, et qui meurent
de la peste ne prouve rien contre notre assertion; les hôpitaux ont toujours été un séjour
plus ou moins malsain pour ceux qui les fréquentent habituellement, et les maladies qu'ils
éprouvent ne sont plus dangereuses que par
la disposition vicieuse des solides et des fluides;
ce qui a également lieu pour tous ceux qui
habitent des lieux malsains.

La peste, ainsi que les autres maladies contagieuses ci-dessus, confère donc à la personne qui l'a éprouvée une espèce de faculté
préservative, pendant un temps plus ou moins
long, selon qu'elle se sera soustraite plus ou
moins à l'influence de la contagion.

4°. *La rage.* Je n'envisagerai la rage que
sous un point de vue, savoir que c'est une
maladie spécifique et contagieuse par un contact immédiat, avec ou sans ulcération selon
la surface qui reçoit le virus. Le grand nombre
des morsures d'un chien enragé, pourra bien
rendre plus certain le développement de la
rage, en multipliant les voies et les moyens
d'infection, mais la maladie n'en sera pas
plus terrible que si elle avait été communiquée par la blessure la plus légère; un
homme qui porteroit le germe de la rage,
n'auroit probablement rien à redouter d'une
morsure postérieure; elle n'aggraveroit nullement la maladie. Les organes affectés par
le virus hidrophobique, deviennent donc en

quelque manière insensibles à son action ul-
térieure. Ce qui est d'accord avec tout ce que
nous venons de dire concernant la gale, la
maladie vénérienne et la peste.

Toutes les maladies spécifiques de première
et seconde classe dont nous venons de parler,
ont encore cela de particulier, qu'elles n'ad-
mettent pas de plus ou de moins, s'il est permis
de s'exprimer ainsi en médecine. La voie la
plus légère et la plus indirecte d'infection com-
muniquera aussi bien les unes et les autres
de ces maladies, quoique moins sûrement,
qu'un grand nombre de moyens que l'on vou-
droit faire concourir au même but. Ce qu'il
y a de plus essentiel, c'est que les maladies
spécifiques qu'on n'éprouve qu'une fois comme
la petite vérole, la rougeole, etc. ; quoique
existant au degré le plus léger, préservent
aussi bien l'individu d'une seconde infection,
que si elles étoient plus graves ; et dans l'état
le plus simple et le plus benin, elles peuvent
également propager la contagion, de même
que le plus léger degré de la gale, de la maladie vénérienne, de la rage, etc., suffisent
pour communiquer ces funestes maladies, qui
ne participent pas toujours de la bénignité
de celles qui les ont produites.

TROISIÈME CLASSE.

Si des maladies contagieuses nous passons
à un grand nombre d'états particuliers en
affection, dont l'économie animale est susceptible, nous verrons que cette propriété
de la contagion, d'en garantir l'individu,

pendant plus ou moins de tems, après son action, se retrouve en partie dans un grand nombre d'états pathologiques ou autres.

Pour ne rien laisser à desirer sur cette matière, nous ferons encore l'application de notre théorie, aux médicamens, aux poisons et autres substances très-actives, auxquelles la constitution finit par devenir insensible, jusqu'à un certain point. Tous les jours les médecins sont obligés de commencer l'usage de certains remèdes, par de très-petites doses, que l'on finit souvent par porter au-delà de tout ce qu'on auroit pu croire, sans cependant produire des effets dangereux ou trop considérables. On en conçoit la raison d'après ce qui précéde, une première dose, quoique très-faible, affecte beaucoup la constitution, parcequ'elle y produit une modification ou affection qui n'est pas ordinaire; mais, quand elle a été ainsi modifiée, une seconde dose, trouvant les organes dejà affectés, comme elle devroit elle-même le faire, ne produira plus un effet aussi marqué que le précédent, et la constitution se trouvant ainsi modifiée d'une manière plus intime à chaque fois, et à un degré plus considérable que ne pourroit le faire chaque nouvelle dose; l'effet de celle-ci diminuera ou deviendra preque nul, si on n'en augmente pas progressivement la quantité. C'est ainsi qu'on finit souvent par faire prendre aux malades des médicamens très actifs, tels que l'opium, la ciguë, le musc, le sublimé corrosif etc. pris à des doses qui produiroient certainement des effets violents et dangereux, si on les employoit ainsi pour la première fois.

Les poisons eux - mêmes n'ont pas d'autre manière d'agir, s'il est vrai qu'une main sage et prudente peut quelquefois les administrer avec succès, s'il est vrai que Mithridate avait fini par s'y accoutumer ; enfin n'admettons d'autre explication que celle que nous avons trouvée pour les maladies spécifiques etc. une seconde dose de poison, trouvant les organes dans le même état où elle les aurait réduits, ne produit par là qu'un effet beaucoup moindre ou nul, et ainsi de suite.

Quoique les organes deviennent plus ou moins indifférens et quelquefois, avec le temps, presque insensibles à l'action de certaines substances, actives et nuisibles en elles mêmes, il n'en est pas moins vrai qu'à la longue toutes ces affections nuisent à la constitution et plus particulièrement aux organes sur lesquels elles agissent immédiatement ; mais aussi, l'indifférence causée par cette espèce d'habitude peut aller beaucoup plus loin qu'on ne pense.

QUATRIÈME CLASSE.

Si nous parcourons toutes les diverses sensations de l'économie animale, nous retrouverons des effets très - analogues aux précédents. Il n'est personne qui n'ait remarqué l'espèce de sensation que produit, par exemple, sur l'organe du goût, une saveur un peu forte et nouvelle. La première impression est vive, souvent elle blesse; cependant on finit par la supporter; en un mot, on s'y accoutume. Il faut cependant distinguer les saveurs corrosives qui tendent à détruire les organes de celles qui ne sont que singulières ou désagréables, par leur nouveauté. L'usage des premières, ne peut être habituel, au lieu qu'on se familiarise beaucoup plus vite qu'on ne pense avec les secondes. Il est telle saveur qui nous frappe et nous déplait lorsque nous commençons à goûter d'un mets, et dont nous ne nous apercevons déjà plus, après en avoir mangé dans le même repas. On voit que dans tous ces cas, qu'il est inutile d'énumérer, et dont chacun peut avoir fait l'expérience, la sensation produite n'étant pas du genre de celles qui détruisent les organes, ne déplait que par sa nouveauté et sa manière d'être particulière, et que les organes, déjà modifiés par les premiers mets, ne peuvent plus être affectés d'une manière sensible, par les derniers. Nos sensations agréables ou désagréables, consistent moins dans la manière dont nous sommes réellement et actuellement affectés, que dans le passage d'une sensation à l'autre; et toutes les fois qu'un genre de modification existe déjà, par une cause extérieure, l'effet de la cause présente est beaucoup diminué, ou presque insensible.

Voilà pourquoi certains peuples sont si attachés à différens mets qui nous paroissent extrêmement rebutans la première fois que nous en goûtons; c'est par la même raison, que chacun préfère les mets de son enfance; et en général, on peut dire qu'il est rare de savourer pleinement la première fois, une préparation ou assaisonnement d'un genre tout-à-fait nouveau pour nous. Si la modification produite sur nos organes ne tendait pas réellement à diminuer l'effet d'une seconde action, il est évident que l'organe déjà ébranlé et très-affecté, le seroit encore bien davantage en réitérant la même sensation ; mais les choses ne se passent point ainsi, et nous devenons d'autant plus insensibles à une sensation que nous l'éprouvons plus souvent. Mâchez du tabac pour la première fois, vous éprouverez du dégoût et des nausées très-désagréables, cependant le goût se familiarise avec cette saveur particulière, elle ne produit plus les mêmes effets, et l'expérience prouve qu'on finit par s'y accoutumer, au point que cela dégénère en une habitude difficile à quitter ; mais si après avoir interrompu long-temps l'usage du tabac, on y revenoit, il est probable qu'on en serait plus ou moins affecté la première fois. .

Ce que nous disons des saveurs, s'applique aux odeurs : si nous entrons dans un lieu rempli d'un grand nombre d'odeurs, nous en sommes sensiblement affectés, mais dès que les nerfs olfactifs, sont restés quelque temps dans cet état, ils ne sont plus capables d'être modifiés au même point par les mêmes causes. Les personnes qui vivent habituellement au milieu des odeurs, finissent par n'en plus avoir la sensation habituelle ; les odeurs n'ayant plus d'effet à produire sur les nerfs, ainsi affectés d'avance. Si on se soustrait long-temps à l'influence de ces odeurs, les nerfs reprendront leur état naturel, et la première sensation de ce genre, à laquelle on s'exposera de nouveau, sera beaucoup plus vive.

Le sens de la vue, offre les mêmes phénomènes. Si les couleurs ou la lumière ont beaucoup d'éclat, elles blessent et fatiguent d'abord notre organe ; mais si l'impression n'est pas trop vive, un pareil éclat de lumière ne produira bientôt qu'une sensation vraie, au moyen de laquelle nous distinguerons convenablement les objets, parceque l'œil déjà affecté supporte facilement la même clarté qui l'avoit déjà blessé.

Un grand bruit, commence par nous étourdir, au point de ne rien distinguer ; mais quand l'oreille est ainsi montée pendant quelque temps, les mêmes sons ne produisent plus qu'un effet ordinaire, sur un organe déjà affecté et modifié, comme il le serait par le bruit présent.

Il en est de même des sensations du froid, du chaud etc. et chacun peut en faire l'application. Il résulte de toutes ces considérations, que lorsque nos organes éprouvent des impressions qui changent leur manière d'être présente, nous en avons non seulement la conscience, mais que nous éprouvons encore une sensation plus ou moins vive ; et qu'au contraire, lorsqu'une cause externe vient affecter nos organes absolument de la même manière qu'ils le sont encore par l'effet d'une cause antécédente, la sensation qui en résulte est beaucoup moins vive, quelquefois presque insensible et même absolument nulle. Telle est la véritable cause qui nous rend si indiffé-

rens aux choses qui nous affectent habituellement. On dit que cela provient de l'habitude,
et qu'elle est une seconde nature; si l'on ne
prend cette manière de s'exprimer que comme
un objet de comparaison, elle est recevable;
mais à titre d'explication de ce phénomène,
ce n'est plus qu'un mot vide de sens.

En récapitulant en sens inverse tout ce que
nous venons de dire, nous reconnoîtrons 1°.
Que nos sensations, ainsi que l'action des
médicamens, poisons, etc., sont d'autant
moins vives, c'est-à-dire, que nos organes y
deviennent d'autant plus indifférents et même
insensibles, qu'il y a plus long-temps qu'ils
sont déjà affectés et modifiés de cette même
manière.

2°. Que la constitution ou les organes particuliers, présentement affectés par les virus
psorique, vénérien, pestilentiel et hydropho-
bique, sont à l'abri d'une nouvelle infection,
et qu'il est certain que cette faculté se prolonge même beaucoup au-delà de la guérison;
et que ceux qui, pendant leur convalescence,
continuent de rester au milieu de la contagion, jouissent probablement encore plus long-
temps que les autres de cette singulière prérogative.

3°. Que la petite vérole, la rougeole sur-
tout, et même la Vaccine, le bouton d'Alep
etc., impriment leur action, à la constitution d'une manière plus durable que le virus
précédent, au point que le systême animal, qui
a été une fois ainsi modifié, devient indifférent
à cette même action, pour le reste de la vie.

Nous concluons de ces trois corollaires,

que le privilége attaché à la petite vérole, la rougeole, la Vaccine, etc.; tout singulier qu'il nous paroisse, n'est que l'extrême d'une condition ou d'une manière d'être fort ordinaire, dans l'ordre naturel des choses; et c'est peut-être avoir répandu beaucoup de lumières sur une matière aussi abstraite, que de l'avoir fait rentrer dans une classe de phénomènes généraux.

Tout ceci me paroît expliquer assez naturellement un fait connu. Pourquoi les maladies contagieuses ne se déclarent elles souvent qu'après que l'individu a quitté le foyer de l'infection, tandis qu'il y est resté sain et sauf pendant assez long-temps. Il semble que le virus contagieux a d'abord agi, quoique foiblement, sur ce sujet; ce qui a émoussé l'action subséquente de la contagion sur la constitution; laquelle se trouvant affectée et modifiée chaque jour de la même manière, est devenue par-là, en quelque manière, insensible à l'action, et parconséquent au développement de la contagion. Mais, par le changement d'air et de genre de vie, il en est résulté que la nature cherchant à réagir et corriger cet état pathologique, les organes affectés succombent à cette réaction, et la maladie se développe; ce qui ne seroit pas arrivé, du moins de long-temps, si la constitution eût toujours été tenue, par la présence du virus, dans cet état de dépression qui l'empêchoit de réagir.

En envisageant sous un même point de vue, tous les différens états pathologiques, produits, soit par les virus spécifique de la pre-

mière et deuxième classe ; soit par l'action
de certaines substances médicamenteuses ou
vénéneuses, etc., ou enfin par les causes extérieures de nos sensations, nous croyons que
leur action répétée, tend toujours à diminuer, et souvent à anéantir totalement leur
effet pour l'avenir. Il n'en est pas de même
des maladies qui dépendent de la dégénérescence des fluides et solides ; et que l'on
pourroit désigner sous le nom de maladies
naturelles, pour les distinguer des spécifiques ;
ce qui nous conduit à faire un parallèle suc-
cinct des unes et des autres.

Parallèle des maladies naturelles et spé-
cifiques.

En effet, si nous parcourons les diverses
maladies ou altérations des fluides animaux,
nous reconnoîtrons que les pléthores sanguine,
bilieuse, pituiteuse, tant générales que locales, sont susceptibles de revenir souvent chez
les mêmes individus, et aux mêmes époques
de l'année, et que le retour réitéré de ces
divers états pathologiques y dispose de nouveau la constitution.

Toutes les inflammations locales, telles que
angine, pleurésie, péripneumonie, inflammation des viscères, etc. engelures, prédisposent à ces maladies, et on y est d'autant
plus sujet qu'on les a éprouvées plus souvent.

Les scorbutiques ont une tendance marquée
aux affections de ce genre, quoiqu'ils aient
été parfaitement guéris des premières attaques.

Tout le monde sait que la constitution ner-
veuse est une source continuelle de nouvelles

maladies, que des accès répétés ne font que confirmer le mal, soit général, soit local. Toutes les maladies spasmodiques, coliques, convulsions, etc. sont de ce genre.

Toutes les fièvres intermittentes considérées comme une lésion ou altération du système des forces vitales, prédisposent l'individu à de nouveaux accès, et qui se manifestent pour les causes les plus légères.

Les accès de goutte ne sont qu'un remède très-indirect de cette maladie, qui ne s'affoiblit qu'avec l'âge, et il n'en est pas moins vrai que plus on l'éprouve souvent, et plus on en devient susceptible.

Qui ne connoît les funestes prognostics du calcul de la vessie et de l'hydropisie, des obstructions des principaux viscères, des rhumatismes, des fluxions et autres maladies analogues ; et combien ceux qui ont été atteints une fois de ces maux terribles, y sont plus exposés que les autres à l'avenir ?

Je n'ai fait qu'indiquer succintement tous ces différens ordres de maladies, qui diffèrent si considérablement des maladies spécifiques et autres états pathologiques, dont il a été question précédemment. Cette courte énumération, qui suffira pour les gens de l'art, prouvera que les maladies que l'on peut considérer comme les dégénérescences naturelles des fluides et des solides animaux, quelqu'en soit la cause, soit interne ou externe, se comportent d'une manière très-opposée à celle des maladies spécifiques, dont le propre est d'accoutumer, plus ou moins, l'organisme animal à leur action.

On peut conclure de ces considérations, que quelques graves et souvent funestes que soient les premiers effets des virus spécifiques, leur action délétère, n'est pas si ennemie de la constitution animale de l'homme, qu'elle ne finisse par y devenir en partie insensible, tandis qu'elle ne s'accoutume pas, ou du moins que très-difficilement, à l'influence continue des causes générales extérieures, quand elles sont nuisibles, quoiqu'elle nous paraisse comme nulle dans les premiers temps. Cette considération acquierra encore plus de poids, si nous réfléchissons que la plupart des animaux, et sur-tout des animaux domestiques, qui ont un commerce si intime avec l'homme, ne contractent que très-difficilement et très-rarement les maladies spécifiques auxquelles celui-ci est très-sujet, tandis qu'elles se propagent si facilement parmi l'espèce humaine, malgré les précautions que chacun prend pour s'en garantir. Nous savons aussi que les animaux eux-mêmes sont souvent et décidément affectés par l'influence des causes générales, des climats, des saisons que nous avons reconnus pour avoir tant d'empire sur l'homme.

Pour établir encore une autre différence entre les maladies spécifiques et celles que nous appelons naturelles, j'observerai qu'il suffit d'un instant indivisible pour contracter la contagion ; que le plus et le moins de virus ne décide que fort peu de l'importance de la maladie ; en un mot, que la cause paroît unique et identique, ou bien que les maladies sont toujours le résultat d'une action plus ou moins longue, plus ou moins répétée des causes propres à les produire, et si souvent nous les voyons se manifester avec violence, cela indique seulement que nous étions prédisposés à telle ou telle maladie, et qu'elle n'attendoit qu'une cause déterminante pour se développer.

Enfin, pour répandre plus de jour sur une matière aussi importante, nous répétons ici que c'est le propre des maladies spécifiques de guérir avec la même facilité, au centre de la contagion, pourvu qu'il n'y ait pas d'autres circonstances propres à aggraver le mal, comme l'insalubrité de l'air, des eaux, l'excès du froid, du chaud, etc., tandis qu'il est certain que les maladies naturelles, si nombreuses, si variées, et que nous rappelerons ici sous les dénominations génériques de pléthore et inflammation sanguine, bilieuse, pituiteuse, de constitutions fébriles, nerveuses, scorbutiques, etc. d'obstructions, de fluxions, hydropisies, etc. ne guérissent qu'avec la plus grande difficulté, si les causes qui les ont produites continuent d'agir avec violence, ou si les remèdes opèrent une guérison lente et pénible, les rechutes sont infiniment plus fréquentes.

Ces réflexions nous conduisent à une division générale des maladies en naturelles et spécifiques ; mais ce n'est pas ici le lieu d'insister sur cet objet, et nous ne nous sommes permis cette digression sur les maladies naturelles, que pour mieux apprécier la nature et la manière d'être des maladies contagieuses, que nous avons désignées plus particuliérement sous le nom de spécifiques.

CINQUIÈME QUESTION.

Pourquoi la petite vérole est-elle toujours si terrible chez les peuples où elle pénètre pour la première fois ? n'a-t-elle pas perdu de sa virulence ?

Si l'on consulte l'histoire de la petite vérole, on verra que toutes les fois qu'elle a porté ses premiers pas chez un peuple, elle y a produit les ravages les plus inouis. En 1733, elle pénétra dans le Groenland, où elle fut si terrible, que les habitans furent obligés d'abandonner la mer, et de fuir ceux qui en étoient attaqués. Elle se répandit à-peu-près dans le même temps en Islande, où elle causa également une grande mortalité.

Quoique la petite vérole soit souvent une maladie des plus graves chez nous, il semble cependant qu'elle ne paraisse pas généralement avec la même violence qu'autre fois ; et si ce phénomène étoit constant, on pourroit en donner plusieurs raisons. 1°. Toutes choses égales, la petite vérole est moins dangereuse chez les enfans que chez les adultes, ce qui tient et à leur tempéramment et aux qualités de la peau. Ainsi, la petite vérole attaquant le plus généralement les hommes dans leur enfance, doit être moins meurtrière chez nous, que chez un peuple nouveau, où elle trouve indistinctement des individus de tous les sexes et de tous les âges.

2°. Le climat et le genre de vie doivent y influer beaucoup ; mais la petite vérole est aussi terrible dans le nord, quand elle y pénètre, que sous la ligne. Chez les Hottentots, elle fut extrêmement meurtrière, la première fois qu'elle y fut portée. La différence dans le genre de vie paroît avoir beaucoup moins influé que l'état de la peau, chez tous ces peuples si éloignés les uns des autres.

3°. Chez tous les peuples modernes civilisés, en France, par exemple, on peut supposer que les végétaux, dont nous fesons un plus grand usage que nos pères, ainsi que la propreté, etc. ont concouru à modérer cette maladie, ainsi qu'à éloigner beaucoup d'autres maladies épidémiques, qui paraissent avoir été autrefois plus fréquentes que de nos jours.

4°. La médecine ayant fait, avec le temps, de grands progrès dans la connoissance et le traitement de cette maladie, il est incontestable qu'on conserve à la vie un plus grand nombre de varioleux, que dans les premiers temps où l'on connut la petite vérole.

5°. L'inoculation de cette maladie la rend réellement plus douce et prévient de grands accidens ; mais on ne sauroit affirmer que la petite vérole contagieuse qui provient de celle qui a été inoculée, ne soit tout aussi dangereuse. D'ailleurs, si l'on considère que le procédé de l'inoculation, quoique très-ancien, n'est pas encore généralement introduit, même en France, on concevra que ce n'est pas-là la raison de la moins grande virulence de ce fléau.

6°. Enfin, je hasarderai une dernière explication de ce phénomène, peut-être aussi réelle que toutes les précédentes, puisque la petite vérole imprime un sceau indélébile

à

à celui qui l'a éprouvée une fois, et l'en garantit pour l'avenir, ne seroit-il pas possible que ce nouvel état se propageât de père en fils, et en se confirmant, de manière à finir un jour, sans doute très-éloigné, par rendre l'espèce humaine insensible au virus de la petite vérole. On ne peut en effet, douter de la différence extrême qui se trouve entre deux personnes, dont l'une a eu cette maladie, et l'autre ne l'a pas encore éprouvée. La première peut braver avec assurance et impunité, les épidémies varioleuses les plus terribles, fréquenter les varioleux, les servir; elle n'a rien à redouter de la contagion que répandent l'haleine, les linges, et tous les effets à l'usage de ces malades; en un mot, elle est réellement invulnérable au milieu des dangers de ce genre, dangers plus certains et plus inévitables que ceux d'un combat, pour celui qui n'a pas eu la petite vérole.

Il est donc indispensable que l'organisation physique du premier, porte une empreinte, une modification essentielle et inhérente à sa nature présente, qui le distingue parfaitement de l'autre. Ce n'est donc pas une conjecture dépourvue de vraisemblance et d'analogie, de croire qu'il est probable que cet état, qui le rend insensible à la contagion, puisse se communiquer en partie à l'enfant qui en naîtra, et que celui-ci rendra le même service à la génération future.

Nous avons vu que la Vaccine et la petite vérole locale avoient bien le pouvoir de rendre la constitution plus ou moins insensible à l'influence du virus varioleux; pourquoi n'admettroit-on pas la possibilité que l'état présent du père ne modifiât jusqu'à un certain point, et de la même manière, la constitution du fils ? Pourquoi les enfants des étrangers périssent-ils tot ou tard en Egypte ? si ce n'est parce que le père n'étant pas encore accoutumé au climat, y procure des enfants qui participent de cet état, au lieu que les enfants des naturels du pays, apportent en naissant la constitution de leurs pères, qui les rend insensibles à l'action du climat. On citeroit beaucoup d'exemples de ce genre, qui tous prouveraient que les enfants participent beaucoup des qualités de leurs pères et mères, et nul doute que celui qui a éprouvé la petite vérole, ne porte dans sa constitution une empreinte déterminée et indélébile, qui, pour ne point tomber sous les sens, n'en est pas moins réelle.

Les anciens Grecs et Latins ont-ils connu la petite vérole ?

On a beaucoup agité la question ; savoir, si les anciens ont connu la petite vérole ? La solution de ce problême exige moins d'érudition, si je ne me trompe, qu'on ne le croit généralement. En effet, si nous réfléchissons que la petite vérole est une maladie spécifique, que chaque individu ne l'éprouve qu'une fois, qu'elle a en général une marche régulière et uniforme dans son développemens et ses apparences ; enfin, qu'il n'est que trop certain que, dès qu'elle a pénétré chez une nation civilisée ou populeuse, elle s'y propage d'elle-même, souvent d'une manière

aussi terrible que la peste, et par la contagion. On sentira que cette maladie n'a pu
exister autrefois, en Grèce et en Italie, comme
elle existe aujourd'hui, sans avoir été parfaitement remarquée et décrite. On conçoit qu'une
maladie passagère ou rare, puisse échapper
à la connoissance et à la pratique du meilleur
observateur ; mais ceux qui péseront les raisons que je viens d'énumérer, ne compren-
dront jamais que la petite vérole ait existé
du temps d'Hyppocrate ou de Galien, et que
ces deux grands historiens de la médecine-
pratique n'en aient pas parlé d'une manière
positive. Quelques passages vagues et indé-
terminés, qui offrent la description d'une espèce d'éruption, ne peuvent suffire pour établir que les anciens ont connu la petite vérole. Suivant nous, et d'après ce que nous
venons d'exposer, discuter si cette maladie a
existé ou non chez les anciens, c'est prouver
la négative. D'ailleurs, la petite vérole, ainsi
que la peste, etc., et beaucoup d'autres fléaux
remarquables, est une maladie qui ne devoit
pas même échapper aux historiens d'une nation instruite. Les atteintes cruelles qu'elle
porte non-seulement à la vie, mais encore
à la beauté, eussent fixé l'attention des écrivains
les plus indifférens ; je dirai même que la poésie
en eût enrichi ses tableaux, et que les poëtes,
qui sont les plus grands peintres de la nature,
n'eussent point négligé cette circonstance.

Tout semble prouver que la petite vérole
nous est venue d'Egypte, ou de quelque partie
voisine de son territoire. Cependant, nous
sommes autorisés à avancer que cette ma-

ladie n'existoit en Egypte ni aux Indes, lorsqu'Alexandre y pénétra. Si nous passons aux Romains, ces rivaux et ces destructeurs de Carthage, nous reconnaîtrons également que cette maladie n'étoit pas connue sur les bords du Nil, et en Afrique, à l'époque où ils détruisirent la république de Carthage. On sait qu'enfin, l'Egypte passa sous leur joug, comme elle étoit passée sous celui d'Alexandre; et parmi ce peuple, qui compte de si bons historiens, on n'en peut-citer aucun qui ait fait mention de la petite-vérole à cette époque.

Le siècle dernier a été témoin sur sa fin, d'une nouvelle conquête de l'Egypte par un autre Alexandre; il a couvert cette contrée de soldats et de savans, aux recherches desquels rien n'a pu échapper. Qui peut douter, d'après cet exemple, que le fondateur d'Alexandrie, l'élève d'Aristote, que l'histoire place au rang des conquérans les plus instruits, n'ait parcouru sa conquête, avec des yeux aussi avides; si ce funeste fléau eût été connu en Egypte, à cette époque, il eût fait de grands ravages dans son armée, et les historiens n'auroient pu garder le silence sur une circonstance aussi importante.

Quoique la plupart des idées que nous venons d'exposer ne soient que purement théoriques, nous craignons d'autant moins de les mettre en avant, qu'elles peuvent servir à jeter quelque jour sur l'inoculatiun de la petite vérole et de la Vaccine, ainsi que sur la manière d'être des maladies spécifiques contagieuses, et qu'elles ne doivent être d'aucune conséquence fâcheuse dans la pratique.

CHAPITRE

CHAPITRE PREMIER.

De la Vaccine naturelle ou accidentelle.

L'ON a remarqué dans plusieurs cantons de l'Angleterre, où l'on élève beaucoup de vaches, qu'elles y sont quelquefois sujettes à une maladie éruptive, particulière qui affecte la tétine et les pis de ces animaux, et que l'on appelle généralement et avec assez de raison la petite vérole des vaches.

Jusqu'en 1798, la connoissance de cette maladie paroissoit être principalement bornée aux personnes employées dans les fermes, ainsi qu'aux maréchaux et vétérinaires des environs; cependant on croit que tout récemment on avoit observé cette maladié avec beaucoup d'attention, et qu'on avoit employé des moyens judicieux pour la prévenir.

Quoiqu'il en soit, partout où elle a été connue, on a également remarqué les circonstances qui en font maintenant un des objets les plus intéressans pour l'humanité, savoir : que cette maladie ne se communique que par un contact actuel et immédiat aux personnes chargées de traire les vaches ainsi malades, et que c'est par elles qu'elle se répand souvent dans un troupeau nombreux;

que lorsqu'elle affecte l'espèce humaine, elle ne se borne pas à un mal local aux mains ou aux bras, mais qu'elle occasionne une indisposition générale, souvent assez sérieuse, mais jamais funeste, qui a un cours régulier; et que les personnes qui l'ont éprouvée une fois, sont exemptes pour toujours de la petite vérole naturelle ou inoculée.

Ces circonstances, et spécialement la dernière, paroissent avoir été connues depuis un temps qu'on ne peut assigner, aux habitans des cantons particuliers où cette maladie se manifeste de temps en temps, et à eux seuls ; fait digne d'être recueilli dans l'histoire des connoissances humaines, et qui pourroit être regardé comme improbable, si nous ne savions pas que peu après avoir introduit en Angleterre l'inoculation de la petite vérole que l'on tenoit de l'Orient, on avoit découvert que cette pratique existoit de temps immémorial dans une partie du sud du pays de Galles, canton cependant assez connu et assez fréquenté (1).

Tous ces faits relatifs à la petite vérole des

---

(1) Voyez l'*Hiftoire de la petite vérole*, par le docteur Woodville; ouvrage plein de choses curieuses et intéressantes.

vaches avaient été par fois et comme par hasard communiqués à quelques personnes connues par des recherches philosophiques, comme autant de circonstances curieuses de cette maladie, mais sans exciter toute l'attention qu'ils méritoient, et ce ne fut qu'en 1798 que le docteur Jenner, de Berkley, dans le Glocestershire, canton connu par l'étendue et l'excellence de ses pâturages, publia des choses extrêmement curieuses et intéressantes sur cette maladie (1), qui l'ont fait connoître au public, et placeront son nom parmi ceux des bienfaicteurs de l'humanité.

Cette matière ayant été depuis approfondie par beaucoup d'autres observations, soit par le même auteur (2), soit par d'autres praticiens d'une habileté connue, on peut regarder la découverte de la Vaccine comme hors de l'enfance, et comme très-propre à attirer l'atten-

____

(1) Voyez son ouvrage intitulé : *Jenner's inquiry into the causes and effects of the variolae vaccinae, &c.* London, 1798. Une partie de cet abrégé étant tirée de son ouvrage, je me dispenserai de le citer de nouveau par la suite.

(2) Voyez *Further observations* on *the variolae vaccinae*, 1799, *by Dr. Jenner, and a continuation of facts and observations relative to the variolae vaccinae,* 1800. *By the same.*

tion du public, attention due à tout objet qui intéresse d'une manière aussi décisive l'espèce humaine.

De la Vaccine chez les vaches.

Quoique la vache soit en général un animal bien portant et sain, elle est cependant sujette à quelques maladies particulières qu'elle doit probablement, et en partie à son état de domesticité, et à son commerce intime avec l'homme. Quelques-unes ont leur siége sur la tétine, et plus particulièrement lorsque le travail important de la sécrétion du lait a lieu ; ceci est devenu aujourd'hui d'une conséquence particulière, et doit être examiné avec soin.

D'après les observations de ceux qui sont les plus familiers avec ces animaux, il paroît qu'il y a plusieurs causes capables de produire des ulcères sur la tétine et les pis de la vache, spécialement celles qui excitent une irritation sur ces organes pendant la saison où la sécrétion du lait se fait avec le plus d'abondance. La piqûre des mouches et autres insectes, la dureté de la main en trayant les vaches, et autres causes externes irritantes, occasionnent souvent de petites pustules blanches sur ces parties, qui cependant ne s'étendent pas au-delà de la profondeur de la peau, et guérissent en général assez facilement.

Il survient quelquefois dans ces parties une autre maladie plus grave, lorsque la vache, à une époque où elle donne abondamment du lait, reste à dessein ou autrement un ou deux jours sans être traite, afin de faire gonfler et distendre la tétine, quand elle est naturellement petite. C'est une pratique assez ordinaire pour les vaches que l'on mène dans les marchés publics, afin d'en augmenter le prix, la grosseur de la tétine décidant le plus ordinairement de la valeur de cet animal. Par ce procédé cruel et artificieux, les vaisseaux qui se distribuent à cet organe, restent pendant un temps plus qu'ordinaire dans un grand état de distension qui se termine souvent par une inflammation violente suivie d'une éruption abondante sur les pis et la tétine, qui laisse quelquefois des ulcères profonds et difficiles à guérir. La matière qui s'écoule des ulcères, produit des pustules semblables sur les mains de ceux qui trayent les vaches, quand ils ont quelqu'ulcération à la peau. Souvent ils sont affectés d'ulcères profonds qui s'étendent, et qui occasionnent quelquefois des pustules aux bras et aux épaules qui ne guérissent que lentement et avec difficulté. Chez les femmes en couche, la suppression du lait produit aussi souvent des abcès, quoiqu'il y ait quelque différence dans les progrès et la forme de la maladie locale.

Mais la Vaccine véritable est une maladie distincte de toutes celles dont il a été parlé jusqu'à présent. Elle a lieu en général au printemps, et se manifeste de la même manière, sous la forme de pustules irrégulières sur les pis ou sur la tétine. Ces pustules sont d'abord d'un bleu pâle, ou plutôt d'une couleur livide, et contiennent un fluide aqueux, clair et âcre. Les parties environnantes sont enflées, douloureuses et enflammées. Si l'on n'y remédie à temps, ces pustules sont très-sujettes à dégénérer en ulcères profonds et corrosifs qui rongent les chairs, et donnent constamment une matière qui s'épaissit à mesure que la maladie se prolonge, et se convertit en une croûte. Alors il arrive quelquefois que les vaches éprouvent une indisposition générale, perdent l'appétit, et donnent moins de lait qu'à l'ordinaire ; mais souvent aussi le mal est simplement local, quoiqu'assez sérieux. On pourroit peut-être attribuer la moindre quantité de lait que les vaches donnent dans cet état-là, à la douleur qu'elles éprouvent quand on les trait ; car les vaches paroissent avoir quelqu'empire sur la sécrétion du lait ; c'est un fait connu dans les fermes , qu'une personne qui à la main douce en les trayant, en tirera plus de lait que celle qui les traira plus rudement.

Les vétérinaires réussissent généralement à remédier à ce mal dans les premiers temps, en y appliquant quelque topique actif, ou plutôt une solution métallique corrosive. La Vaccine n'est jamais fatale aux vaches ; elle ne se propage point comme les maladies contagieuses, et ne peut être communiquée aux vaches et aux hommes que par un contact immédiat avec la matière qui provient de ces ulcères. C'est la raison pour laquelle les vaches qui n'ont pas de lait, sont entièrement exemptes de cette maladie , quoique vivant dans les mêmes pâturages que celles qui en sont le plus fortement infectées. D'après les observations faites jusqu'à ce jour , il paroît que dans un même troupeau , la Vaccine ne se propage des vaches malades à celles qui sont saines, que par l'intermédiaire des personnes occupées à les traire. Ceci nous explique une autre observation qui prouve que cette maladie demeure souvent confinée parmi les vaches d'un fermier dont les bestiaux paissent au milieu d'autres troupeaux , chacun ayant ses gens particuliers employés à traire les vaches. Les vaches et les hommes peuvent avoir la Vaccine plusieurs fois ; mais il paroît prouvé qu'après la première infection, les autres attaques sont beaucoup moins considérables (du moins chez les hommes), et plus faciles à guérir.

La Vaccine se distingue plus particulièrement des autres ulcères légers de la tétine, par une grande tendance à former des ulcères creux et profonds ; et diffère de toute autre ulcération de cet organe par un bleu livide qui l'accompagne constamment, et peut-être par un caractère particulier dans son apparence, qu'on ne peut saisir que par l'observation.

Cette maladie, dans son état naturel, n'est connue que partiellement dans la campagne, quoiqu'elle soit très-répandue ; et l'on croit que partout où elle a pénétré, l'opinion qu'elle était un préservatif de la petite vérole quand elle avait été communiquée à l'homme, semble avoir également prévalu. La Vaccine est connue dans cette contrée célèbre par ses troupeaux, le canton de Berklin , dans le Glocestershire , où , heureusement pour le public , elle a attiré l'attention du docteur Jenner ; on l'a également découverte dans différentes parties des comtés de Witts, Sommerset, Buckingham , Devron et Hants , dans quelques endroits de Suffolk et Norfolk, où on l'a appelée

(9)

la petite vérole de la tétine (*pax-pox*) (1),
ainsi que dans le Leicestershire et le Stafford-
shire.

Il n'est pas rare d'observer la Vaccine du
côté du Middlesex, dans des fermes considérables par le nombre de vaches, et qui sont
très-près de la capitale. On y remarque généralement qu'elle attaque d'abord certaines
vaches introduites tout nouvellement dans le
troupeau, et l'on suppose qu'elle est due au
passage subit d'une mauvaise nourriture et
peu abondante, dans des pâturages gras, et à
un genre particulier d'alimens, pratique usitée
pour porter la production du lait au plus haut
point d'abondance.

La Vaccine a été aussi observée en Irlande,
dans les environs de Cork, où on l'a nommée
phinag. Elle n'est pas encore parvenue jusqu'aux fermes les plus éloignées du Cheshire,
ni dans aucunes de celles des comtés du nord.
Par la suite on découvrira probablement la
Vaccine dans un beaucoup plus grand nombre

---

(1) Voyez *An inquiry concerning the history of the
cow-pox*, par le docteur Pearson. L'attention qu'il a
donnée à ce sujet, et le zèle avec lequel il l'a poursuivi,
ont beaucoup contribué à l'intérêt avec lequel la Vaccine
a été accueillie par le public.

d'endroits qu'on ne l'a fait jusqu'à présent ,
puisque ceux qui viennent d'être mentionnés
offrent une assez grande variété de pays , et
d'autant mieux que cette maladie est cachée
en général par ceux qui soignent les troupeaux
et les trayent , comme pouvant faire douter
de la propreté et de la bonne tenue de leurs
étables.

L'histoire de la Vaccine seroit imparfaite ,
si je ne faisois mention d'une origine assez
singulière que lui attribue le docteur Jenner.
Les chevaux, comme l'on sait , sont sujets à
une maladie appelée en anglais *grease*, et en
français *eaux-jambes* , qui a lieu au sabot ;
elle est accompagnée d'enflure et d'inflammation , il en découle une matière très-âcre , capable d'exciter de l'irritation , et une ulcération sur toute partie du corps où on l'appli-
queroit. Il suppose que la contagion se communique aux vaches par l'intermède des valets
qui dans plusieurs fermes trayent ces animaux.
Après avoir pansé un cheval malade, la même
personne va traire les vaches ; ses mains étant
imprégnées de quelques parties de l'humeur
qui s'écoule du pied du cheval , elles l'appli-
queront sur la tétine et les pis de la vache ; et
si l'animal est dans un état propre à recevoir
l'infection , elle seroit censée capable de pro-

duire sur ces organes cette altération spécifique désignée sous le nom de petite vérole
des vaches.

L'origine que l'on attribue ici à la Vaccine
est principalement fondée sur cette circonstance, que les *eaux-jambes* ou *grease* pré-
cèdent généralement l'apparition de la petite
vérole des vaches ; et l'opinion de la propaga-
tion de cette maladie du cheval à la vache,
est aussi commune dans quelques fermes de la
campagne, que toutes les autres observations
concernant la Vaccine , qui se trouvent con-
firmées par une observation plus exacte. Cependant jusqu'ici tout nous porte à douter du
fait en question. . . . .

Aussitôt que l'opinion de Jenner sur l'origine de la Vaccine fût connue, on fit des tentatives et des expériences réitérées, mais sans
succès, pour communiquer aux vaches par
la voie directe de l'inoculation, cette maladie
du cheval ; tout l'effet de cette opération ,
quand il y en avoit un , consistoit dans une
légère inflammation , et dans la production
d'une petite pustule, suite ordinaire de toute
blessure faite avec un instrument vénéneux,
et qui disparoît en peu de jours , sans exciter
la maladie spécifique de la Vaccine. Au reste,
le défaut de succès dans ces expériences, ne

pourroit détruire l'opinion dont il s'agit, s'il y a des cas où cette espèce d'inoculation réussisse, puisqu'il paroît que son existence suppose chez les vaches une certaine indisposition préalable dans la constitution de l'animal, pour le rendre susceptible de cette maladie. C'est pourquoi elle se manifeste d'abord dans certaines saisons, et principalement au printemps ; et quand elle existe une fois dans le troupeau, elle pourra probablement se communiquer dans tout autre temps au reste de ces animaux, de la manière expliquée ci-dessus (1).

Nous pouvons ajouter que la matière qui découle des *eaux-jambes* du cheval occasionne quelquefois des ulcères fâcheux sur les mains des personnes qui les pansent ; ils sont accompagnés d'une indisposition générale à un degré considérable. L'un et l'autre de ces symptômes sont aussi sérieux que dans la Vaccine véritable à laquelle cette maladie res-

---

(1) M. Tanner, membre du collége vétérinaire, a, dit-on, réussi à communiquer aux vaches la maladie des chevaux, en appliquant l'humeur des *eaux-jambes* sur une plus grande surface que dans l'inoculation par la lancette. Voyez *the London medical review and magazine*, *July*, 1800.

semble en plusieurs points ; mais la personne infectée par le cheval n'est pas entièrement délivrée pour cela de la crainte de contracter la petite vérole par la suite (*Voyez* Jenner, première et seconde partie).

De la Vaccine accidentelle chez l'homme.

Quelle que soit l'origine de la Vaccine , il est constant que les pustules qui se manifestent sur la tétine et les pis de la vache, et qui constituent la véritable Vaccine , ont le pouvoir , comme le prouve une expérience indubitable, de se communiquer à l'espèce humaine lorsque la matière qu'elles fournissent se trouve dans un contact immédiat avec une partie du corps où la peau est ulcérée, ou naturellement très-mince. C'est pourquoi chez les personnes qui trayent les vaches, la main est la première partie affectée, et alors on observe les symptômes suivans : il se manifeste dans le principe une marque ou tache enflammée sur les mains , les poignets, et principalement aux articulations et au bout des doigts ; ces taches ressemblent d'abord à l'ampoule d'une brûlure légère, mais passent rapidement à la suppuration. La pustule est parfaitement circulaire , avec une dépression au milieu , et d'une couleur bleuâtre , environnée d'une rougeur considérable. La couleur bleue que cette pustule prend presque invariablement quand la maladie est communiquée directement par la vache, est un des symptômes les plus caractéristiques d'après lequel on puisse distinguer la Vaccine des autres maladies que les vaches peuvent communiquer à ceux qui les trayent. La matière contenue dans ces pustules est d'abord claire et sans couleur; mais à mesure que la maladie avance, elle devient plus brune et plus purulente. Peu de jours après la première éruption, on remarque que les glandes des aisselles deviennent sensibles, et s'enflent; bientôt après la constitution est affectée, le pouls augmente en vîtesse, il survient des frissons, des lassitudes, des douleurs aux lombes, des vomissemens, des maux de tête, et quelquefois un léger degré de délire.

Ces symptômes continuent avec plus ou moins de violence pendant un, deux, trois ou quatre jours; et quand ils tombent, ils laissent aux mains des abcès ulcérés qui dégénèrent facilement, et guérissent très-difficilement; ressemblant en cela aux ulcères de la tétine de la vache dont ils tirent leur origine.

Il faut observer que quoique l'éruption de la Vaccine aux mains soit une maladie assez sérieuse, et qu'elle occasionne un trouble général considérable , elle ne produit jamais des pustules en grand nombre , ni spontanées sur les autres parties du corps , comme cela a lieu dans la petite vérole ; cependant il arrive souvent qu'il se forme des pustules aux différentes places qui se trouvent accidentellement en contact avec les mains , telles que les narines , les lèvres , et autres parties du visage où la peau est mince ; on en voit même quelquefois au front , quand on a appuyé cette partie contre la tétine d'une vache infectée.

Il résulte de ce qui précède que la Vaccine , telle qu'elle affecte ceux qui trayent les vaches , et que l'on peut appeler *Vaccine accidentelle de l'espèce humaine* , est une maladie souvent sérieuse ; qu'elle oblige quelquefois le malade de garder le lit pendant la période de la fièvre , et qu'elle laisse en général des ulcères fâcheux ; mais on ne l'a jamais vue mortelle , et quand on remédie promptement aux ulcères en question , ils n'ont pas de suites graves pour la partie affectée , quoiqu'ils laissent quelquefois des cicatrices pour le reste de la vie.

Enumération des points relatifs à la Vaccine les plus importans et les mieux établis.

Les recherches exactes auxquelles la Vaccine a donné lieu , ont permis d'établir quelques points, véritablement importans sur sa nature particulière, qui méritent d'être recueillis avec soin, puisque c'est là-dessus qu'est fondé l'avantage inapréciable qu'en peut retirer le public, en substituant l'inoculation de la Vaccine à celle de la petite vérole.

On peut regarder les faits suivans, comme pleinement confirmés par l'observation la plus exacte et les expériences les mieux faites :

1°. La Vaccine, dans son état naturel, c'est-à-dire, quand elle est propagée immédiatement de la vache infectée aux mains de ceux qui l'ont traité, peut affecter l'homme plusieurs fois et dans un nombre qu'on ne peut déterminer. Mais, après la première attaque, elle devient, en général, plus modérée dans ses symptômes, et particulièrement moins capable de produire la fièvre et l'indisposition générale qui accompagne toujours la première infection. Il y a cependant des exemples où la seconde et même la troisième attaque, ont été, à tous égards, aussi graves que la première; mais, ils sont très-rares.

2°. La petite-vérole, éprouvée à un degré considérable, préserve une personne de l'infection de la Vaccine, et paroît en cela, produire le même effet qu'une première infection de la Vaccine, c'est-à-dire, qu'elle

réduit

réduit son action à la formation de pustules locales, mais sans fièvre générale. C'est pourquoi, lorsque dans une ferme, toutes les personnes ont contracté la Vaccine, celles qui ont déjà eu la petite-vérole, sont souvent les seules capables de vaquer à leur travail ordinaire.

3°. La Vaccine, dans son état véritable, quand elle a été accompagnée d'une fièvre générale et qu'elle a parcouru régulièrement son cours, préserve toujours ceux qui en ont été attaqués, de l'infection de la petite-vérole, pour l'avenir. Ce fait, si important, qui a été le sujet d'une observation populaire, dans plusieurs cantons de l'Angleterre, long-temps avant que la Vaccine devînt l'objet des recherches des médecins, et qui a par conséquent le sceau d'une évidence non empruntée, peut être aujourd'hui affirmé avec cette confiance que donne le résultat uniforme de l'examen le plus impartial, dirigé avec le soin le plus scrupuleux, répété un grand nombre de fois, et rendu authentique par le témoignage et l'expérience de plusieurs années (1). Cette assertion doit cependant

____

(1) Voyez Jenner, Woodville, Pearson, et tous ceux qui ont écrit sur ce sujet, &c. &c.

être reçue avec la même réserve que pour la petite-vérole, qu'elle prévient ainsi qu'une première infection de celle-ci en prévient une seconde. Aucune infection préalable ne pourra cependant s'opposer entièrement à l'effet produit par l'insertion de la matière varioleuse, dans l'inoculation ordinaire. Dans quelques cas, en petit nombre, cet effet local peut même exciter un degré de fièvre générale, léger à la vérité, mais peut-être égal au moindre dégré d'indisposition que peut causer cette maladie, dans une première infection. Quoiqu'il en soit, par l'inoculation de la petite-vérole et de la Vaccine on prévient également les effets d'une seconde infection, ce qui est réellement la circonstance qui doit rendre cette pratique la plus désirable.

4°. Si l'on compare ces deux maladies, par rapport à l'intensité et au dégré de leurs symptômes, ainsi qu'au danger que le malade peut courir, nous trouverons que l'avantage est tout du côté de la Vaccine; en effet, cette dernière est plus douce, et sans comparaison plus sûre ou moins dangereuse, n'y ayant aucun exemple que les personnes employées dans les fermes en soient mortes. Quand ces deux maladies sont introduites par une inoculation artificielle, elles deviennent l'une et l'autre moins graves par ce procédé; et c'est encore dans ce cas, que la Vaccine conserve sa supériorité, comme étant une maladie plus douce et plus sûre que l'autre.

5o. La Vaccine, dans son état le plus virulent n'est point communiquable par l'air, par le soufle de la respiration, par des émanations; en un mot, par aucun cas qui constitue la *contagion*, proprement dite. Elle ne peut se propager que par le contact immédiat de la matière des pustules de la vache avec une partie déterminée du corps de celui qui le reçoit. Nous ne pouvons pas déterminer exactement, si, dans tous les cas, l'insertion du virus spécifique sous la peau, est nécessaire pour le succès de l'opération; mais, au moins, nous savons que lorsque le *virus vaccinique* est dans sa plus grande activité, l'infection peut se communiquer, par l'intermédiaire seul de la surpeau qui tapisse les narines et les lèvres : et en cela, le virus de la Vaccine paraît aussi actif que celui de la petite-vérole; car, on sait que le virus varioleux, introduit dans les narines peut exciter la petite-vérole, et que cette méthode d'inoculer est usitée à la Chine, et chez d'autres nations du Levant. Mais, la différence essentielle, entre ces deux maladies, et qui consiste en ce que la Vaccine n'est point contagieuse dans le sens ci-dessus expliqué, est un fait pleinement confirmé et d'une manière satisfaisante. Dans les fermes, les domestiques infectés, couchent avec ceux qui ne le sont pas ; des enfans à la mamelle sont demeurés avec leur mère, tandis que l'un des deux avoient la maladie ; et l'on n'a observé dans aucun cas, qu'elle se soit communiquée de l'un à l'autre sujet par contagion, (1).

Circonstances dans lesquelles la Vaccine ressemble à la petite vérole, et celles par où elle en diffère.

En rapprochant tous les faits avancés précédemment, nous ferons voir que la petite-vérole ressemble à la Vaccine, en un grand nombre de points ; néanmoins on trouvera aussi une différence essentielle entre l'une et l'autre maladie. Elles produisent toutes les deux, des pustules ou inflammations de peu d'étendue, qui augmentent graduellement, et se terminent d'elles-mêmes par la formation d'une matière spécifique. Elles sont également accompagnées, toutes les deux, d'une

---

(1) Henri Jenner atteste le même fait, d'après des expériences faites par lui-même sur ce sujet.

fièvre générale, qui diminue quand les pustules avancent vers l'état de suppuration ; et
elles offrent une grande similitude dans leurs
propriétés, par le changement qui s'opère sur
la constitution, en la préservant tantôt parfaitement, tantôt à un dégré considérable,
d'une nouvelle infection, soit de l'un, soit
de l'autre virus, qu'on n'aurait pas éprouvé.
Un autre point de ressemblance consiste en
ce que l'une et l'autre maladie devient beaucoup plus douce par l'inoculation : bien plus,
il y a quelques personnes, et souvent la même
résiste à l'une et l'autre infection; ce qu'on
ne saurait expliquer. Enfin, il paraît que certains progrès dans la marche de l'affection
locale, réunis à des symptômes fébriles qui
viennent à une époque déterminée, sont également nécessaires, dans ces deux maladies
pour opérer sur la constitution le changement propre à la préserver à l'avenir d'une
nouvelle infection.

Quant aux points sur lesquels elles diffèrent
entre elles, il y en a qui ne consistent que
dans un certain degré d'intensité. Par exemple,
la petite-vérole prévient entièrement son propre
retour, (à quelques exceptions près qui sont
très-rares). Mais elle ne jouit qu'en partie
de cet avantage pour préserver le corps de

l'infection de la Vaccine ; et réciproquement, la Vaccine garantit de toute infection future de la petite-vérole et rend la constitution moins susceptible de l'infection de la Vaccine elle-même. Mais, la plus grande différence, celle qui rend la Vaccine si spécialement propre à être substituée à la petite-vérole, c'est qu'elle n'est point communiquable par contagion, ni par aucun autre procédé que l'inoculation, ou le contact immédiat avec la matière spécifique. C'est cette propriété éminente qui lui donne la plus grande importance, quand on la considère sous des rapports plus étendus, puisqu'en substituant la Vaccine à la petite-vérole, on prévient entièrement, tous les ravages que cette dernière produit souvent, quand elle se propage par la voie de la contagion ; et comme il faut avoir éprouvé une fois cette maladie pour se croire à l'abri de son infection, on peut, par le moyen de la Vaccine, se procurer dans tous les temps, cet avantage inapréciable, et se mettre dans cette condition si désirable.

CHAPITRE II.

De la Vaccine inoculée.

ON connoît la différence essentielle qui existe entre la petite-vérole naturelle, ou contractée par la contagion, et celle qui a été propagée par l'inoculation, c'est-à-dire, par l'insertion artificielle de la matière varioleuse sous la peau. Les avantages décisifs de la petite-vérole inoculée sur celle qui est naturelle, sont généralement reconnus, quoi qu'on ignore jusqu'à ce jour, la cause de cette singulière différence.

La Vaccine diffère sur-tout de la petite-vérole par la circonstance de la contagion; et comme elle ne se communique point par cette voie, ainsi qu'il a été observé, on ne peut admettre une Vaccine naturelle, du moins dans le sens qui vient d'être expliqué pour la petite-vérole.

Quoiqu'il en soit, c'est une observation curieuse et importante que l'inoculation par le procédé usité pour la petite-vérole, paroît produire sur la Vaccine le même changement, en la rendant plus favorable, et d'une douceur plus uniforme; quoique le procédé n'abrège pas, comme pour la petite-vérole la période comprise entre le premier moment de l'infection et ses effets sur la constitution ; ce qui provient, sans doute, de ce que la Vaccine accidentelle n'est déjà introduite elle-même que par une sorte d'inoculation.

Cependant, comme quelques-unes des différences vraiment caractéristiques, dans la forme de cette maladie, dépendent, de la manière dont elle a été communiquée ; on nous permettra de désigner sous le nom de *Vaccine naturelle* ou plutôt *accidentelle*, celle que l'on contracte en trayant les vaches ; et sous le nom de *Vaccine inoculée*, celle qui est propagée par la voie de l'inoculation, soit que la matière spécifique, employée dans ce procédé, provienne directement de la vache, ou de l'homme ; et comme c'est sous cette dernière forme que cette maladie doit désormais intéresser le public, et prendre une place distinguée dans la nosologie médicale, il n'y a pas d'inconvéniens à l'indiquer plus particulièrement sous le nom de *Vaccine*, ce qui rappellera toujours son origine ; quoique probablement on ne sera pas obligé de retourner à la vache comme à sa source, pour obtenir le virus propre à la propager.

En considérant cette maladie, comme com-

muniquée par l'inoculation, il est nécessaire
de faire voir que sous cette forme, elle jouit
de toutes les prérogatives qui appartiennent
à la Vaccine accidentelle ; et il n'est pas difficile de prouver que dans ces deux états, la
Vaccine est aussi bien la même maladie que
la petite vérole elle-même considérée comme
naturelle ou comme artificielle. Dans les deux
cas, la marche de la Vaccine est absolument
semblable ; il y a également une fièvre générale à une certaine période, et les pustules
donnent de même un virus spécifique, propre
à propager cette maladie par une inoculation
subséquente ; mais, ce qui est véritablement
remarquable, c'est que le virus *vaccinique*
après avoir passé par plusieurs personnes,
peut être communiqué directement à la vache,
par l'inoculation sur la tétine, et ceux qui
la trayent sont également exposés à contracter
la Vaccine accidentelle ; nouvelle preuve que
la nature de l'infection est toujours la même,
sous toutes ces différentes formes (1). D'a-
près cela, nous pouvons espérer que la sécurité que doit inspirer la Vaccine inoculée,
comme préservant de la contagion de la petite-

---

(1) Voyez *Woodville reports*, &c. *of inoculation of
the cow-pox*, p. 62.

vérole, ne le cédera point à celle de la Vaccine accidentelle ; ce qui est d'ailleurs confirmé par les témoignages les plus authentiques et les plus uniformes (1).

Si l'on veut comparer la date récente des expériences faites sur la Vaccine inoculée, on conviendra qu'elle n'a pas pour elle une autorité de quarante et même de cinquante ans, ainsi que la Vaccine accidentelle ; mais comme toutes les tentatives que l'on a faites sur la première pour prouver qu'elle préserve complètement de la petite-vérole, ont été suivies d'un plein succès, il n'y a point de raison de soupçonner qu'au bout d'un certain temps il puisse se faire dans la constitution une altération telle qu'elle devienne de nouveau susceptible de la contagion après en avoir été parfaitement exempte pendant quelques années. L'expérience constante de la petite-vérole qui nous offre une analogie parfaite, pourroit seule s'opposer à une telle supposition, d'autant mieux, qu'ainsi que dans cette

---

(1) Pour citer des autorités particulières sur ce fait il faudroit rap porter tout ce qu'on a dit au sujet des diverses inoculatio ns pratiquées dans différentes parties de ce royaume avec le virus de la Vaccine ; mais cela deviendroit entièrement inutile, à moins qu'on ne pût prouver aussi qu'on a tenté en vain l'inoculation de la petite vérole.

dernière maladie , il y a certaines précautions à prendre pour distinguer les cas d'une Vaccine fausse et incomplète , de celle qui est parfaite et véritable.

La principale différence qui existe entre la Vaccine accidentelle et celle qui est inoculée , consiste dans les degrés divers de la manière dont elles affectent le corps. Comme la condition qui rend cette maladie plus sérieuse dépend de l'étendue de l'ulcération locale, la Vaccine accidentelle est en général plus grave, comme produisant des pustules plus larges et plus profondes, qui laissent aussi plus souvent des ulcères profonds et étendus , lesquels durent long-temps après que la fièvre éruptive est tombée, et ne guérissent que difficilement. L'apparence de ces pustules constitue une autre différence entre ces deux états de la Vaccine, en ce que ceux qui proviennent de l'infection immédiate de la vache sont proéminentes et ont un coup-d'œil bleu qui est vraiment caractéristique. Cet effet a lieu plus particulièrement dans la Vaccine accidentelle ; quoiqu'il se remarque encore dans la première inoculation faite avec le virus direct de la vache (1) , mais il diminue et

____

(1) Woodville.

se perd d'une manière qu'on ne peut distinguer après avoir passé par une génération, (si l'on peut s'exprimer ainsi), dans un sujet humain.

Il y a plusieurs faits importans qui appartiennent à l'inoculation de la Vaccine, et qui méritent l'attention des praticiens; on les a rapportés en détail, et avec ce soin et cette exactitude scrupuleuse qui sont si précieux dans la pratique ; je vais les réduire à plusieurs points distincts.

Du choix du virus.

Le docteur Jenner a développé avec beaucoup de précision les causes de la Vaccine fausse ou imparfaite ; elles dépendent de l'état et de la nature de la matière spécifique , employée pour l'inoculation : 1°. Quand la pustule où l'on prend le pus n'est pas celle de la véritable Vaccine : c'est une chose à laquelle il faut faire la plus grande attention , sur-tout quand on veut tirer le virus immédiatement de la vache ; et comme on sait que toute matière âcre extraite de quelque espèce que ce soit d'abcès, peut exciter une inflammation et une pustule purulente, quand elle est appliquée à la peau, par la voie de l'inoculation, on voit qu'une pareille erreur sur la nature du virus, pourrait conduire à inspirer une fausse sécurité, contre la contagion varioleuse. On a vu plus haut le caractère distinctif de la Vaccine.

2°. Quoique la matière soit véritable, il peut arriver qu'elle perde sa vertu spécifique, si on la conserve d'une manière à favoriser sa décomposition spontanée, ou du moins à ne la pas préserver de toute altération. Cette observation a également lieu pour le virus provenant de la vache ou de l'homme, et explique pourquoi l'inoculation est souvent sans succès, quand on conserve le virus longtemps et sans précaution. Il paroît probable que le virus de la Vaccine est plus sujet à s'altérer que celui de la petite-vérole, et exige plus de soin pour la conserver dans toute son activité. (*Il n'a jamais réussi au-delà du sixième jour, entre les mains du docteur Nowels, à Boulogne*).

3°. L'opération peut encore manquer, quand on tire le virus de la vache ; si la pustule est déjà dégénérée en un ulcère ordinaire, non spécifique, et a par conséquent perdu toutes ses propriétés. Ceci est applicable à la Vaccine et à la petite-vérole, et il n'est pas très-facile de prescrire exactement les limites au-delà desquelles l'affection locale perd sa vertu spécifique et par conséquent la propriété de se propager.

Ces trois circonstances, dans chacune desquelles on peut exciter une fausse Vaccine, occasionnée par un virus défectueux, dirigeront le praticien dans le choix de la matière qu'il employe. La première et la troisième sont presque entièrement relatives à cette maladie, considérée chez la vache et chez l'homme, sous la forme de Vaccine accidentelle. Lorsqu'on tire le virus d'une personne qui l'a reçue par l'inoculation, on a rarement lieu de douter de sa nature ; et comme dans ce cas, la pustule dégénère rarement en ulcère, on peut, en général, employer la matière qu'elle fournit pour l'inoculation pendant tout le temps qu'on peut la recueillir, et que nous verrons se réduire à peu de jours.

Le caractère doux et uniforme de la Vaccine inoculée n'a pas donné lieu jusqu'ici de distinguer le virus vaccinique en bon et mauvais, en sain et mal-sain ; ce qui a lieu, quoique peut-être sans fondement, pour la petite-vérole. Jusqu'ici, on n'a pu établir aucune différence entre la matière extraite de la pustule inoculée, aussitôt qu'elle commence à contenir quelque fluide, et celle que l'on

se procure à l'époque précise où elle disparoît et commence à se convertir en croute.

Nous pouvons ajouter que jusqu'à présent,
l'inoculation successive et répétée d'un sujet
à un autre, dans l'espèce humaine, n'a encore produit aucune altération, ni dans la
nature de cette maladie, ni dans l'apparence
de la pustule. (Après la première infection
directe de l'animal, elle retient encore quelque
chose de la Vaccine accidentelle, comme on
l'a déjà observé). C'est pourquoi, tant qu'on
pourra se procurer du virus vaccinique, par
des inoculations successives, il sera inutile
de retourner à sa source primitive, qui est
la vache.

Des sujets et de la saison la plus propre pour l'inoculation de la Vaccine.

La Vaccine inoculée paroît l'emporter autant sur la Vaccine accidentelle, par sa douceur et son peu de danger, que la petite-vérole
inoculée sur celle qui est contagieuse, en sorte
que s'il y a moins de précautions à prendre
pour communiquer la petite-vérole par l'inoculation que par la contagion, il en faut encore bien moins, pour substituer la Vaccine
inoculée à la petite-vérole. Les expériences
que l'on a faites sur la Vaccine, prouvent

qu'on peut la pratiquer avec la plus grande sécurité à tout âge et dès la plus tendre enfance (12). Cependant, on fera bien en général de prendre les mêmes précautions que pour l'inoculation de la petite-vérole ; c'est-à-dire, qu'on évitera le temps de la dentition, ainsi que tout autre état ou condition défavorable de la constitution : néanmoins, nous pouvons assurer avec confiance, qu'il n'y a aucune raison qui puisse engager à courir le risque de la contagion de la petite-vérole.

De la manière d'inoculer la Vaccine.

L'objet qu'on doit se proposer dans l'inoculation de la Vaccine, est de s'assurer de l'insertion du virus spécifique, en lézant les parties le moins possible, et autant seulement que cela est nécessaire pour le succès de l'opération. Une expérience constante dans l'inoculation de la Vaccine et de la petite-vérole, prouve que la manière de faire l'incision n'est pas

---

(1) M. Henry Jenner a inoculé la Vaccine à un enfant nouveau-né. La maladie se manifesta au bras avec ses symptômes extérieurs, mais presque sans aucune fièvre sensible ; il résista cependant complètement à la petite vérole par la suite.

tout-à-fait

tout-à-fait indifférente ; car , c'est souvent de sa profondeur et de sa forme que dépend le degré de violence de l'inflammation subséquente. Quand on pratique l'inoculation au bras, on ne peut suivre de meilleure méthode que celle recommandée par le docteur Woodville (1) qui nous avertit « que la lancette » doit être placée de manière à faire un angle » droit avec la peau , afin que le virus des- » cende à la partie la plus déclive de l'ins- » trument , par sa propre gravité ; dans cette » position , on incise légèrement la peau à » plusieurs reprises , jusqu'a ce qu'on atteigne » la vrai peau , et que l'instrument se teigne » de sang ».

Le moyen le plus sûr de s'assurer du suc- cès de l'infection , consiste à inoculer quand la matière est encore fluide , et extraite ré- cemment de la pustule ; mais , comme cela est souvent impraticable , on conseille de tenir quelque temps la lancette infectée à la vapeur de l'eau bouillante , avant de s'en servir , afin de délayer le virus qui s'est desséché. Quand le virus a été recueilli au moyen d'un fil , on procède absolument de la même manière que dans l'inoculation de la petite-vérole ; c'est-

______

(1) Observations sur la Vaccine.

C

à-dire, que l'on fait une incision longitudi-nale, pour y insérer le fil infecté, et on le maintient en place avec un emplâtre adhésif, jusqu'à ce que l'infection ait eu lieu, cependant on a trouvé que cette méthode étoit moins sûre que celle de la lancette.

Progrès de la maladie.

Le cours de la Vaccine inoculée, depuis le moment, de l'infection jusqu'à ce que la pustule se manifeste, est ordinairement uniforme, les différentes époques de l'affection locale et générale bien marquées et les divers changement paroissent pour la plus grande partie, à des périodes régulières. Les symptômes suivans peuvent être considérés comme offrant l'histoire de cette maladie, en ce qu'ils présentent la marche la plus ordinaire de la Vaccine inoculée.

Le premier indice du succès de cette opération, consiste dans une petite marque rouge à l'endroit de l'incision, qui se distingue facilement vers le troisième jour et paroît comme elle est représentée dans la *figure première* (1). Cette marque continue à augmenter en

____

(1) C'est au docteur Pearson que l'on doit les figures en

Pustule de la Vaccine, dans Cinq périodes successives.

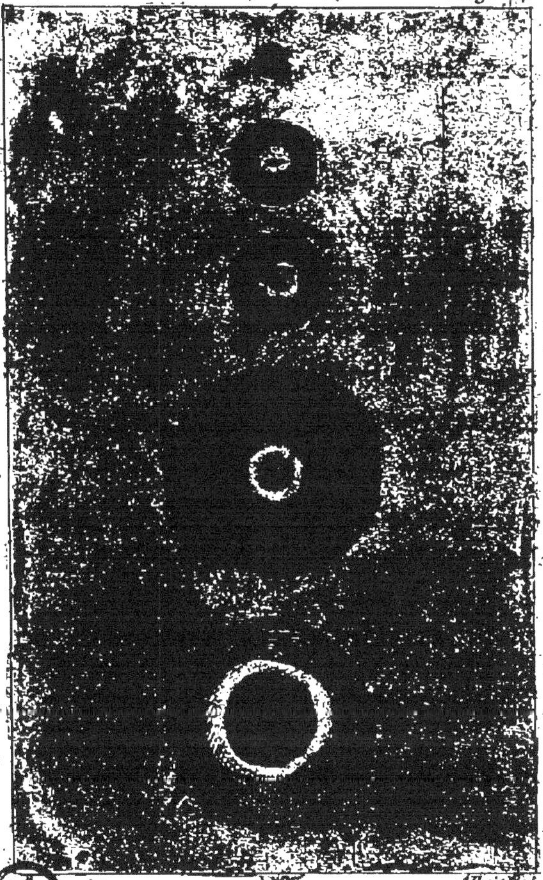

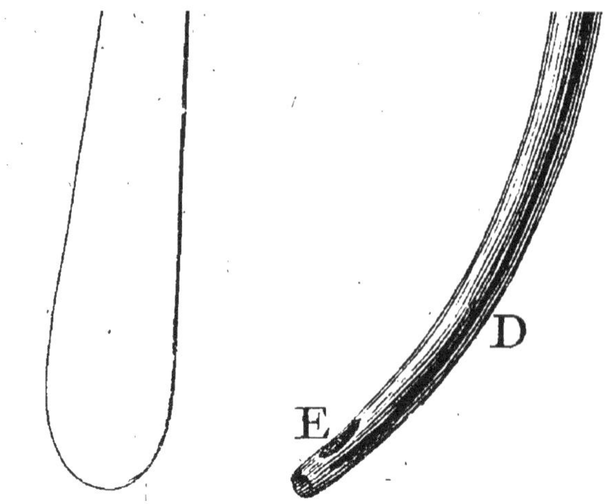

Fig. 6.

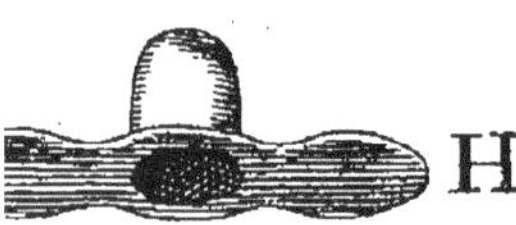

grandeur, devient rude, et il se forme une légère tumeur circulaire, qui s'élève un peu au-dessus de la surface de la peau. Vers le six, le centre de cette pustule offre une petite place décolorée qui est due à la formation d'une certaine quantité de fluide (*fig.* 2). Elle continue de croître et la pustule de se remplir environ jusqu'au dixième jour. Aussitôt que le pustule contient quelque fluide, on peut l'ouvrir, pour en inoculer d'autres personnes ; et la matière paroît être dans sa plus grande activité, deux jours avant et après le huit ; ce qui fait en tout, une période de quatre jours.

Après le huit, lorsque la pustule est bien pleine et bien formée (*fig.* 3), les effets sur la constitution commencent à se manifester d'eux-mêmes ; l'indisposition générale est communément précédée d'une douleur ou malaise à la pustule et à l'aisselle, suivi de mal de tête, de quelques frissons et d'une augmentation fébrile du pouls. Tous ces symptômes continuent avec plus ou moins de violence pendant un ou deux jours, et se calment

---

question ; elles sont dessinées d'après les malades de l'institution pour l'inoculation de la Vaccine, rue Warwick, *golden square.*

toujours spontanément, sans aucune conséquence incommode. Pendant, ou peu de temps
après l'indisposition générale, la pustule qui
s'est avancée vers la maturité d'une manière
uniforme et régulière, prend tout autour un
bord enflammé (*fig. 4.*) et cette rougeur indique que tout le systême est affecté ; car,
l'indisposition générale, quand elle a lieu,
paroît toujours pendant ou après le temps où
cette efflorescence est le plus visible (1).
Après cette période, le fluide, contenu dans
la pustule, s'épaissit graduellement ; la rougeur qui l'environne diminue et disparoît d'une
manière imperceptible. Alors, la pustule ne
s'étend plus, mais sa surface se convertit en
une croute d'une couleur brune (*fig. 5.*) et
si on ne l'enlève pas, elle y demeure environ
quinze jours, jusqu'à ce qu'elle tombe d'elle-
même, laissant la peau qui est dessous parfaitement saine et sans déformation.

On voit, par ce qui précède, la manière
uniforme dont se développe cette maladie,
dans le plus grand nombre des cas, avec une
légère variation d'un jour ou deux, dans l'apparition de ces différens périodes. Les chan-
gemens successifs qui ont lieu dans l'affection

____

(1) Observations de Woodville sur la Vaccine.

locale, (ainsi qu'ils sont représentés dans la planche), paroissent être plus constans et plus nécessaires au succès de l'inoculation, que l'indisposition générale. Quant à cette dernière, elle varie beaucoup ; chez les plus petits enfans, toute la maladie se passe presque sans aucune incommodité sensible ; elle est extrêmement modérée chez les enfans plus âgés ; mais chez les adultes, elle est quelquefois assez grave, pendant quelques heures, quoiqu'il n'y ait jamais aucun degré de danger.

Variétés intéressantes qui se présentent quelquefois.

Parmi les variétés que l'on observe quelquefois, et qui pourroient inquiéter l'opérateur, quoiqu'elles ne changent point la nature du mal, et ne privent en aucune manière le malade des avantages de l'inoculation ; on remarque les suivantes :

1°. Vers le troisième jour, il survient quelquefois, en peu d'instans, une éruption anomale et légère, autour de la partie inoculée qui disparoît d'elle-même en un ou deux jours, sans dégénérer en pustule ; elle est uniquement l'effet de l'irritation locale.

2°. Quelquefois vers le douze, où après que la fièvre générale a cessé, au lieu de montrer des dispositions à se convertir en croutes, la pustule demeure considérablement enflammée; l'efflorescence qui l'entoure s'étend, et si on ne la traite pas convenablement elle est susceptible de dégénérer en un petit ulcère qui demeurera long-temps dans un état purulent et finira par devenir difficile à guérir. Cet accident, ainsi qu'on l'a observé précédemment, arrive plutôt après la Vaccine accidentelle, qu'après celle qui est inoculée ; et probablement, dans cet état, la matière purulente perd bientôt sa qualité spécifique et communiquable.

3°. Mais une variété plus importante, qui a été observée dans certaines circonstances, c'est la formation de pustules complettes dans les environs de la partie inoculée , ou sur une autre partie du corps : elles ont une marche régulière et semblable à celle de la pustule produite par l'inoculation; enfin, elles se remplissent d'un fluide purulent qui a également la propriété spécifique de propager la maladie par l'insertion.

L'apparition de ces pustules peut certainement être considérée comme un accident rare dans la véritable Vaccine; et elle a donné lieu à quelques différences d'opinions concernant leur origine.

Parmi les causes probables d'une véritable éruption pustuleuse, nous pouvons en compter qui nous paroissent certaines.

La première consiste dans une méthode mal-adroite d'inoculer, lorsqu'on fait l'incision plus profonde qu'il n'est nécessaire, et lorsqu'on loge le virus spécifique dans la membrane cellulaire ; dans ce cas, il paroîtra souvent plusieurs pustules en différens endroits du bras (comme dans la petite vérole). L'affection locale de la partie inoculée sera sujette à une inflammation plus considérable (1).

La seconde cause provient de la circonstance où se trouve le malade, d'être exposé à la contagion de la petite vérole pendant le développement de la Vaccine. C'est à cette cause que l'on a attribué la proportion plus abondante d'éruptions pustuleuses, et le genre de maladie plus grave qu'on a éprouvée dans les premières expériences qui furent faites sur

____

(1) Un fermier inocula la Vaccine à beaucoup de personnes avéc la pointe d'une alêne ; plusieurs eurent de ces pustules qui se remplirent régulièrement de matière, mais d'autres personnes ayant été inoculées avec des lancettes imprégnées de la matière de ces pustules, elles n'eurent point d'éruption, mais éprouvèrent seulement la Vaccine de la manière la plus douce et la plus régulière. Voyez *the medical journal*, n°. 14.

l'inoculation de la Vaccine, dans l'hospice de la petite vérole, près de Londres, par le docteur Woodville (1).

Cependant il arrivera quelquefois, dans un ou deux cas très-rares, qu'il se formera des pustules sans qu'on en puisse assigner la cause ; mais ce n'est jamais que sur un grand nombre d'expériences que l'on rencontre de semblables exceptions.

C'est une question encore indécise de savoir si ces pustules, dans tous les temps, participent de la nature de la contagion varioleuse ; et dans le cas où cela seroit ainsi, si la matière qui se forme à l'endroit inoculé, est également varioleuse. C'est une question très-importante, et qui doit nous engager à ne pas recueillir la matière de ces pustules pour inoculer d'autres personnes.

Quoiqu'il en soit (2), on a fait plusieurs expériences avec la matière prise, soit à la partie incisée, soit sur les autres parties du corps,

______

(1) Voy. les observations de Woodville sur la Vaccine.

(2) Dans l'inoculation faite par M. Hott (*Medical journal*), on a vu trois fois de ces pustules sur trois cents exemples. Huit enfans furent inoculés avec la matière de ces pustules, sans éprouver rien de pareil, et la maladie fut aussi douce qu'à l'ordinaire.

mais sans pouvoir obtenir cette espèce de variété de Vaccine. Ces pustules ne parviennent pas toujours à leur maturité ; souvent elles se dessèchent et disparoissent avant de contenir aucun fluide en quantité notable. Quand elles tendent à la suppuration , elles présentent une ressemblance parfaite avec les pustules distinctes qui accompagnent la petite vérole dans son état le plus favorable.

Traitement médical.

C'est un avantage de la Vaccine de n'exiger presqu'aucun soin de la part du médecin , quoiqu'il faille quelqu'attention dans le choix de la matière qu'on destine pour l'inoculation , ainsi que dans la manière de faire cette opération , pour en assurer le succès, de même que pour affirmer dans certains cas douteux si l'infection a eu lieu ou non. La plus grande partie des dangers de la petite vérole provient d'une éruption plus abondante que la constitution ne peut le supporter, et le péril est toujours en proportion avec l'abondance de l'éruption. On peut le plus souvent éviter cet inconvénient en éloignant quelques-unes des causes capables d'y contribuer ; mais dans la Vaccine le danger n'est jamais assez sérieux pour donner lieu à des allarmes fondées.

La Vaccine inoculée chez les enfans et les jeunes gens, est constamment douce pendant tout son cours, depuis l'insertion du virus jusqu'à la formation de la croûte ; et même dans beaucoup de cas elle est accompagnée de si peu de fièvre, qu'elle ne peut être remarquée que par un œil attentif, et n'exige aucun traitement médical. En effet, comme l'objet qu'on se propose est de produire la maladie sous une forme assez parfaite pour ne laisser aucun doute sur son existence, et pour délivrer le sujet de toute crainte de la contagion de la petite vérole à l'avenir, il paroît très à propos de ne prendre d'autres mesures pour réprimer les approches de la fièvre, vers le huit, qu'en tenant le malade à un genre de vie sobre et tempérant, tel que l'observent en général les enfans dès leur plus bas âge. Tout le traitement médical qui précède ordinairement l'inoculation de la petite vérole, est à peine indiqué ici, surtout si ce sont des enfans ; il faut en excepter ceux dont la constitution est telle, qu'elle est toujours affectée sensiblement par tout accès fébril. Quand les symptômes de la fièvres sont manifestes, et menacent de devenir sérieux, une légère purgation avec un peu de sel d'Epsom, produit généralement un soulagement prompt. On fait usage de ces moyens pour les adultes.

Après que la fièvre éruptive a cessé, dans la petite vérole, on observe que la pustule formée à l'endroit inoculé, est très-sujette à dégénérer en un ulcère difficile à guérir ; et souvent il se forme des abcès au bras, qui ont chez les enfans des conséquences sérieuses. L'inoculation de la Vaccine est sujette au même inconvénient, mais en général on peut facilement modérer l'inflammation avant qu'elle parvienne à un degré considérable.

Quand il survient vers le dix une efflorescence autour de la pustule, et que la fièvre est tombée, nous pouvons considérer que la maladie a agi sur la constitution de manière à prévenir toute infection à l'avenir, par conséquent on guérira l'affection locale du bras, aussitôt qu'on pourra le faire convenablement. Dans le plus grand nombre des cas, la croûte ou la cicatrisation succède aux progrès de la pustule avec une régularité parfaite, conservant pendant plusieurs jours l'apparence exprimée par la *figure 5*. Quand les choses se passent ainsi, il ne faut faire aucune application sur la partie malade. Mais si l'inflammation augmente, et que la pustule inoculée devienne douloureuse, et le bras engourdi, on est menacé d'un accident qui, si on le néglige, peut donner plus d'embarras et d'ennui que toute la maladie précédente.

On peut prévenir cet accident par l'application de divers topiques, dont le plus grand nombre modère bientôt l'inflammation , et hâte la guérison.

D'après les bons succès des préparations mercurielles contre l'ulcère local de la petite vérole, on les a employées par analogie, et avec beaucoup d'avantage contre les suites de la Vaccine. On peut panser tous les jours la partie malade avec l'onguent mercuriel ordinaire , ou si l'on veut une préparation plus active , on se servira du précipité rouge, sous la forme d'un onguent. Au bout de deux ou trois jours les ulcères prennent en général une meilleure apparence, et sont plus disposés à guérir ; on n'emploie ensuite qu'un simple pansement.

Pour réprimer l'inflammation dont on est menacé, il suffit dans beaucoup de cas de conserver la partie constamment humide avec du vinaigre et de l'eau, ou de l'extrait de Goulard, étendu d'eau , jusqu'à ce que la pustule se dessèche, et n'offre plus qu'une croûte plus ou moins dure.

Pour mettre fin plus promptement à ce mal local, quand sa présence n'est plus nécessaire, Jenner et d'autres ont recommandé d'y appliquer pendant un temps très-court quelque dissolution active et corrosive qui puisse hâter les progrès de la cicatrisation , et prévenir tous les accidens auxquels peut donner lieu l'ulcération fortuite de la pustule. Pour prévenir cet accident, on prend une goutte d'acide vitriolique, portée au bout d'une sonde qu'on applique sur la pustule pendant une minute , et qu'on lave ensuite. L'extrait pur de Goulard remplira cet objet, et abrégera la cure du mal local. Il faut cependant observer que l'on ne recourt que très-rarement à ces moyens , et seulement quand il y a une inflammation extraordinaire , et qu'elle se prolonge au-delà de huit ou dix jours. Comme ils procurent leur dessiccation prématurée , on sent que si on les employoit trop tôt , ils étoufferaient probablement la maladie avant qu'elle eût réagi sur la constitution de manière à la préserver de la contagion future , et qu'ainsi on manqueroit le but de l'inoculation de la Vaccine.

Comparaison de la pustule de la petite vérole et de celle de la Vaccine , ainsi que de la matière fournie par l'une et par l'autre.

Pour terminer le parallèle entre la pétite vérole et la Vaccine, nous observerons qu'il y a deux points dans lesquels elles diffèrent très-sensiblement, c'est-à-dire dans la forme de la pustule et la matière qu'elle contient.

Le pustule de la Vaccine dans le plus grand nombre des cas, continue à rester circulaire pendant tous ses progrès ; ses bords sont toujours élevés et sa surface plate ; elle n'offre pas cette proéminence dans le centre qui n'est due qu'à la distension occasionnée par la présence d'un fluide. Dans l'inoculation de la petite-vérole, la pustule qui se manifeste au lieu de l'incision, devient généralement découpée sur les bords, et son contour est rendu irrégulier par des pelotons de petites pustules qui finissent par devenir confluentes, et laissent un ulcère plus étendu que celui qui succède à aucune pustule en particulier. La dégénérescence de cet ulcère, ainsi qu'il a déjà été observé, est souvent la cause de beaucoup d'ennui, et quelquefois de danger pour les enfans.

La pustule de la Vaccine inoculée reste, au contraire, toujours parfaitement circonscrite, à toutes les époques ; et c'est peut-être la raison pour laquelle elle est suivie beaucoup moins fréquemment d'ulcère quand la croute tombe.

La matière contenue dans les pustules inoculées, diffère également : dans la Vaccine, le fluide ne passe pas successivement de l'état aqueux à l'état purulent, comme dans la petite - vérole, mais elle reste fluide jusqu'à ce qu'elle disparoisse entièrement ; et il lui succède une croute dure, brune, luisante ; qui est plus épaisse, plus unie, et d'une couleur plus foncée que dans la petite vérole.

Quand l'inoculation de la Vaccine n'est suivie d'aucune affection locale, ou qu'il n'y a qu'une légère rougeur, pendant un ou deux jours à l'endroit incisé, on ne peut plus douter que l'opération soit manquée. Il y a des cas où l'on n'est pas moins certain du défaut de succès, mais qui exigent plus d'attention pour les distinguer de ceux où la Vaccine est complette et véritable.

La régularité avec laquelle la pustule inoculée parcourt ses différentes périodes, paroit être le point essentiel auquel il faut s'attacher ; car la fièvre qui s'y joint souvent, n'est pas nécessaire pour constituer la Vaccine ; puisque le plus grand nombre des enfans n'éprouve point d'indisposition apparente. Cependant, quand la pustule fait des progrès rapides (1) et irréguliers, quand l'endroit

____

(1) Voyez les excellentes observations pratiques du docteur Woodville dans la dernière partie de ses *Observations on the cow-pox.*

incisé s'enfle considérablement le deux et le troisième jour après l'inoculation , et qu'il est entouré d'une rougeur qui s'étend, cette inflammation prématurée indique, d'une manière certaine, que l'opération n'a pas réussi ; et quand même la pustule s'est d'abord avancée , les premiers jours, d'une manière régulière, le succès est également manqué, si, vers le sixième jour, au lieu de présenter une pustule bien formée et une ampoule contenant un fluide, la partie affectée dégénère en un ulcère irrégulier et purulent. Toutes ces variétés exigent un œil attentif et expérimenté, puisqu'elles pourroient nous conduire à une fausse sécurité, contre la contagion de la petite-vérole.

CHAPITRE III.

Observations générales sur l'inoculation de la Vaccine.

EN considérant tout ce qui précéde, on a élevé une question assez importante, savoir : si la Vaccine n'est pas originairement la source première de la petite-vérole ; ensorte que la différence qu'on observe entre elles aujourd'hui ne dépendrait que du laps de temps écoulé

écoulé depuis que la petite-vérole **a** passé à travers divers individus de l'espèce humaine.

La grande similitude dans la manière d'agir de ces deux virus, et particulièrement le changement qu'ils opèrent sur la constitution humaine et la rendent réciproquement insensible, en partie ou entièrement, au pouvoir de l'un ou de l'autre, (fait sans exemple dans toute l'Histoire de la médecine), établiroient au moins une analogie intime entre ces deux maladies. Si l'on décidait cette question par l'affirmative, la conséquence immédiate seroit qu'en portant la Vaccine dans l'espèce humaine, elle prendroit insensiblement de la force et de l'accroissement, pour revenir à l'état de la petite-vérole actuelle; chaque jour elle deviendroit plus grave, finiroit par devenir contagieuse, et ne nous présenteroit plus une maladie bénigne et sûre, telle que nous l'avons reconnue aujourd'hui. Mais, les expériences faites jusqu'à présent, ne nous indiquent point le rapprochement d'état. La Vaccine nous promet en ce jour, les mêmes avantages que la première fois qu'on l'a tentée. Les cas où il survient des pustules sur le corps (qui sont les plus graves) ne sont pas plus fréquens que précédemment; bien plus, nous

D

sommes parvenus au point de les prévenir
en éloignant les causes qui les produisent.....

On a souvent remarqué, et il est confirmé
par l'expérience, que la petite-vérole peut,
long-temps après que ses effets immédiats ont
disparu, rendre la constitution plus susceptibles des écrouelles, quand il y avoit aupara-
vant une tendance à cette maladie. Quoiqu'on
ne pense pas que la petite-vérole puisse porter
le germe des écrouelles, elle peut cependant
être dans certains cas, la cause d'un trouble
considérable. La Vaccine ne paroît pas res-
sembler à la petite-vérole, sur ce point, et nous
ne pouvons déterminer si cette différence est
due à sa plus grande bénignité, ou dépend
de quelque cause plus obscure. Si les observations journalières faites sur la Vaccine,
confirment cette importante circonstance, ce
sera une nouvelle raison pour lui donner la
préférence sur la petite-vérole.

Quelque soit l'espèce de désordre qui accompagne la Vaccine et à quelle période que
ce soit, on peut prononcer avec confiance,
qu'elle n'expose la vie à aucun degré de danger
que l'on puisse apprécier. Dans la petite-vérole inoculée, et à plus forte raison, dans
celle qui est contagieuse, il périt toujours un
certain nombre de malades, selon la saison,
et selon que l'espèce régnante est plus ou moins

dangéreuse. Dans l'inoculation ordinaire , cette proportion est si petite , que lorsqu'il meurt une personne innoculée , cette mort est regardée par les parens, comme un événement tout-à-fait inattendu. Les inquiétudes des pères et mères , sur le sort de leurs enfans inoculés , peuvent servir de règle pour estimer le danger que l'on est censé courir. On ne peut soumettre à aucun cacul le hasard que l'on court dans l'inoculation de la Vaccine. Un seul événement malheureux, n'est pas en proportion , avec les succès obtenus jusqu'à présent ; et le grand nombre de ces faits qui s'accumulent chaque jour , (on n'en rencontre plus que de tels à présent) rendent la disproportion si considérable , qu'elle doit emporter presque entièrement toute idée de danger.

On peut présumer que cette citconstance doit avoir une grande influence sur l'esprit de ceux qui se sont opposés jusqu'ici à l'inoculation de la petite-vérole, d'après des principes de religion. A leurs yeux, l'inoculation a été la cause d'un grand nombre de ravages, en étendant la contagion de tout côté , et dans toutes les parties du royaume; ensorte que ceux qui en ont été les victimes, se trouvant privés du bénéfice immédiat qu'offre cette pratique, n'ont pas joui de l'avantage indirect, et des connaissances plus étendues que l'inoculation nous a fourni sur le traitement général de la petite-vérole.

La Vaccine pourra également satisfaire ceux qui n'osent exposer la vie d'un individu à une maladie volontaire, quelque léger que soit le danger, et quelque grand que soit l'avantage qui doive en revenir; puisqu'elle jouit des mêmes prérogatives que la petite-vérole inoculée, et éloigne à une distance extrême tout danger d'un événement qui pourroit devenir funeste.

Si l'expérience continue de confirmer les avantages importans que la Vaccine promet à l'espèce humaine, et si l'inoculation de cette maladie, introduite si heureusement, par les soins du docteur Jenner, fait chaque jour des progrès aussi rapides que ceux qui ont accompagné l'enfance de cette découverte; elle deviendra un objet digne de fixer l'attention universelle des hommes, dans toutes les contrées où il est reconnu que la petite-vérole fait constamment de grands ravages ; et l'extirpation de cette terrible maladie, du sein de toutes les nations civilisées, ne sera plus une entreprise impossible.

Tout ce qui précède, semble prouver que la Vaccine est propre à nous conduire à ce but si désirable ; et quand ses avantages ne seroient pas aussi complets que nous les avons reconnus jusqu'à ce jour ; quand elle n'aurait d'autre propriété que de préserver de la petite-vérole, le plus grand nombre de ceux qui auroient été vaccinés ; enfin, lors même qu'elle n'exerceroit son pouvoir préservatif que pendant un certain nombre d'années ; la seule circonstance de n'être point communiquable par la contagion, feroit qu'elle entrera toujours dans l'exécution de tout plan général et national, conçu pour l'extirpation de la petite-vérole, quand même les particuliers en abandonneroient la pratique.

Mais, puisque la Vaccine confère à la personne inoculée le même privilége que la petite-vérole, ce sera une raison, indépendamment de beaucoup d'autres de la préférer ; parce que tandis qu'on travaille à la conservation de l'individu, par l'inoculation de la Vaccine, on ne répand point le germe de la petite-vérole ; maladie qui, lorsqu'elle se propage par la contagion, est une des plus affligeantes dans ses symptômes, des plus formidables dans ses apparences, et des plus douteuses dans son événement, de toutes celles auxquelles la plus grande partie des hommes est exposée.

TABLE

DES MATIÈRES.

CHAPITRE PREMIER.

CHAPITRE II.

CHAPITRE III.

Fin de la Table des matières.

9 782014 019001